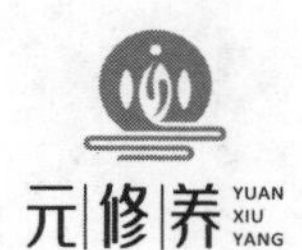

逆生长的秘密

元修养十五讲

悟义 编著

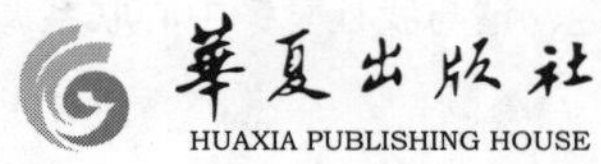

图书在版编目（CIP）数据

逆生长的秘密：元修养十五讲 / 悟义编著 . -- 北京：华夏出版社有限公司，2022.10（2022.10 重印）

（东方生命修养文库）

ISBN 978-7-5222-0337-9

Ⅰ . ①逆… Ⅱ . ①悟… Ⅲ . ①身心健康－通俗读物 Ⅳ . ① R395.6-49

中国版本图书馆 CIP 数据核字（2022）第 086033 号

逆生长的秘密：元修养十五讲

编　　著　悟　义
策划编辑　陈　迪
责任编辑　赵　楠
特约编辑　张　卉
监制出品　蓝旗营文化

出版发行　华夏出版社有限公司
经　　销　新华书店
印　　装　三河市万龙印装有限公司
版　　次　2022 年 10 月北京第 1 版　2022 年 10 月北京第 2 次印刷
开　　本　720mm×1030mm　1/16
印　　张　18.25
字　　数　219 千字
定　　价　65.00 元

华夏出版社有限公司　地址：北京市东直门外香河园北里 4 号　邮编：100028
网址：www.hxph.com.cn　电话：（010）64663331（转）

若发现本版图书有印装质量问题，请与我社营销中心联系调换。

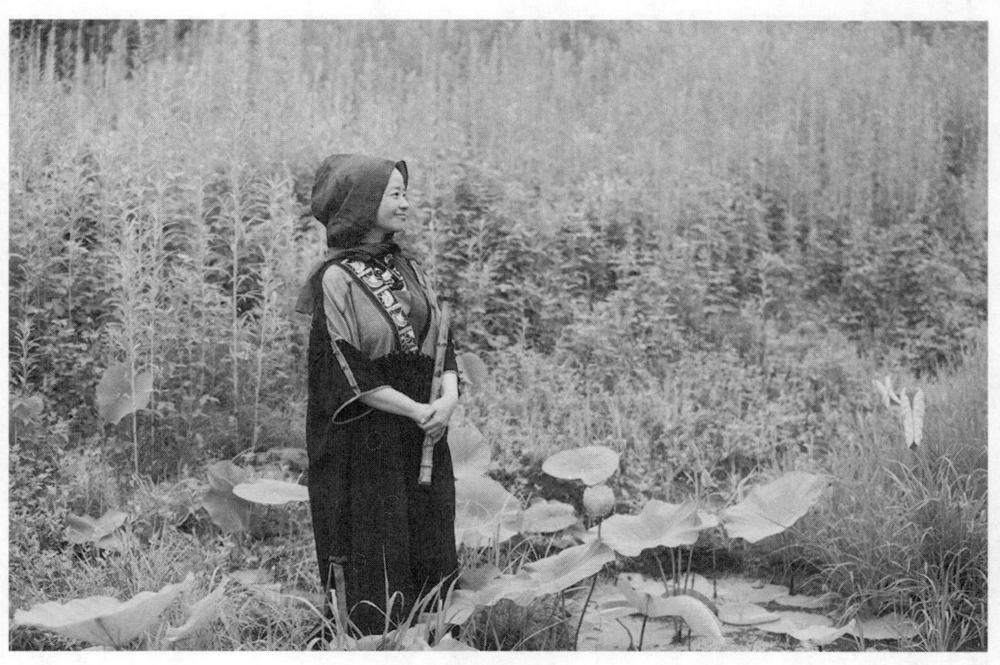

编著 / 悟义

目　录

第一讲　元修养概论　/　001

文化背景与时代背景　/　002

用东方智慧回应时代焦虑　/　006

以内家功夫为特色　/　009

第二讲　心法先于功法　/　013

中国人的元和圆　/　015

核心是开窍和开心　/　021

如何“安心”如何“空”　/　024

第三讲　立命始于安身　/　029

无处不在的螺旋运动　/　031

你为什么站不直　/　035

为什么要从修身入手　/　046

第四讲　易筋十八式　/　053

脊柱为什么重要　/　055

练易筋十八式，体悟生命奥秘　/　058

“松”，可以重塑身心　/　064

放弃也是功夫 / 067

第五讲 凌波书法：腕挟风雷凌波起 / 073

虚空为纸身为笔 / 075

书法中的修身奥义 / 078

第六讲 圆相舞：舞出中国“妙性文化” / 081

人类为什么要起舞 / 083

用肢体体会生命的伟大 / 086

第七讲 莲花导引：形气曲成有道 / 093

莲花导引运气要诀 / 095

东方修炼为什么不走直线 / 103

规范重要，跟师重要 / 106

第八讲 桩功：立身中正为要 / 111

站桩是所有修炼的基础 / 113

习得平常心 / 122

第九讲 熏疗法：四种养生智慧 / 129

人类的平均体温下降了 / 131

闻闻茶气病就好了吗 / 136

茶熏的要点和步骤 / 142

第十讲 唱诵内震：五音可以养正 / 155

声要向上向上再向上，音要向下向下再向下 / 157

从“音流学”到“微流控” / 165

正音滋养下，再也听不进靡靡之音 / 169

第十一讲 静坐：入静为什么这么难 / 173

庄子会双盘吗 / 175

疼痛是一剂良药 / 179

每一次的“松”，都是一次重生 / 188

第十二讲 归元止观：如理作意 / 193

在观想中得“止”，知止而后有定 / 195

多为苍生着想，可以养护身心 / 198

一切修养方法的差别都在“观”上 / 207

人本来是没有病痛的 / 212

第十三讲 倒锁莲：逆生长的秘密 / 217

对立就这样消失了 / 219

逆生长的秘密 / 222

以心转物，不被物转 / 227

初级头肩倒立程序 / 231

第十四讲 运气调息：修出中国风骨 / 235

不被疾病打扰 / 237

我们也可以打通任督二脉吗 / 244

回归中国人的本来面目 / 257

第十五讲　行功：一举一动都是修行　/　265

从末梢练起　/　267

正身行走，主动地生活　/　271

一切动态的行为皆可视为行功　/　276

附录：易筋十八式图解　/　280

第一讲

元修养概论

文化背景与时代背景

中国传统文化以生命为价值取向，其对生命的深刻认识，越来越得到世界人民的高度认可。由生命文化走向生态文明，是人类近百年文化发展的大趋势。对生命之学有实证实修的传统文化，得到当代人的推崇。元修养植根于中国传统文化，以生命为价值取向，是东方生命修养体系的重要内容。

现代文明从文艺复兴算起至今已有七八百年。文艺复兴是第一阶段，当时人们从教廷神权和封建制度中解放出来，而这预示着新文化的产生以及宗教革命和启蒙时代的开始；第二阶段则以工业革命为开端，以新兴的现代生产方式、消费观念和相应的都市化现象的出现为标志；第三阶段应当从20世纪30年代世界经济萧条后美国逐渐展现活力算起，由于欧洲陷入战争，美国迅速崛起，成为现代世界的霸主和西方文明的引领者。

今天，人们逐渐意识到，以刺激欲望、扩大消费为核心动力的西方文明，正走到一个十字路口。资本主义经济的无限扩张，造成社会的贫富分化及不同阶层间民众的相互隔绝，促使社会发展的动力正在快速消失。然而，走过这个十字路口，西方文明是即将衰亡，还是会像文艺复兴一样，经由剧烈的自我调整，再获新生？关于这个问题，谁也无法给出准确的答案。

现代西方文明以市场经济为依托，而科学和技术的不断改进又为市场经济推波助澜。市场经济给人类带来的好处是惊人的，然而全人类为此付出的代价也是十分巨大的。无论是自然环境还是社会风气，无论是个人发展还是家庭生活，都备受其冲击。贫富分化带来的也不仅仅是生活形态的差异，在阶层固化、机会不公、精神空虚、个人主义等现象的作用下，似乎每个人都是飘零的、无根的，也是孤独的。家庭，曾经无比重要的生活单元，在今天的社会生活中，其地位也在逐步下降。甚至许多时候，婚姻成为一个有条件、有目的的交易性合作关系。人们变得更加在意自己，不愿意轻易付出，心灵和情感也无所依归。弥漫着幸福和爱的家庭，似乎变成了一个可望而不可即的理想国。

一些人逐渐成为茫茫人海中的孤独者，因为怕被边缘化而要不断在人群中证明自己的存在；因为怕被淘汰而要不断学习各种知识；因为怕被指责无能而要不断逼着自己赚钱……很多人，越活越不知道为什么而活。

在生物意义上，人是动物的一种。灵长类中，人这一科，论体力、耐力、爆发力、灵活度、反应力等运动能力，都远不如其他很多动物。人之所以能在万物之中占尽优势，一方面是由于人有灵性，另一方面是因为人能通过语言交流和思考形成文化并结群。群体的结合力、文化的表现力、灵性的反思力，凝聚成人类独有的力量，使得人类能够在这个世界统管其他动物。

在中国传统的生命文化的意义中，人活一口气。《曹刿论战》云：

“夫战，勇气也。一鼓作气，再而衰，三而竭。彼竭我盈，故克之。”《孙子兵法》云：“三军可夺气，将军可夺心。是故朝气锐、昼气惰、暮气归。善用兵者，避其锐气，击其惰归，此治气者。”打仗就是“治气”，要“夺气”、避“锐气”。战场上如此，企业呢？家庭呢？个人呢？南宋辛弃疾《永遇乐·京口北固亭怀古》中言：“想当年，金戈铁马，气吞万里如虎。”虎啸山林，虎虎生威，靠的是气。动物园里的老虎不如野外的老虎，就是缺气。天下万物，概莫能外。

何谓“气质”？何谓“气度”？何谓“气量”？千载之后的我们为何仍然仰慕竹林七贤？文化的最终积淀是人格，我们仰慕的无非是一种高士之风。看嵇康，气宇轩昂、玉树临风、龙章凤姿、鹤立鸡群，平日如孤松挺立，醉时如玉山倾倒。苏东坡说士大夫的气度是，即使身上包裹着粗布麻衣，但“腹有诗书气自华”。

气从哪里来？从不懈怠来！从有追求来！

我们终其一生，都要和自己的懈怠做斗争。领导者要和组织的惯性懈怠做斗争，个人要和自己的思想与身体的懈怠做斗争，否则就是“靡不有初，鲜克有终”（《诗经·大雅·荡》）。

开创过“太康之治”的晋武帝司马炎，本是明君，但他后来沉沦了，逐渐懈怠了。他的后宫美女过万，他连挑选宫中美女过夜的方式都是“懈怠”的。他每晚坐着羊车去寻欢，把自己交给羊来指挥，羊去哪里，他就在哪里临幸妃子，如同行尸走肉，再无开国之君的王霸之气。

懈怠就是“泄气”，现代人叫“躺平”，对什么都无所谓，饱食终日，无所用心。有人说，懒惰正是科技进步的动力之一，是商业的利润之源。是啊，人越懒越想“方便”。殊不知，人在物质方面走得过远、过快，就会日渐丧失对身体的掌控和心灵的慰藉。厌倦感、孤独感和无助感，是现代文明的三大瘟疫，正在让人习惯于“躺平”。

人，何以为人？何以不为物役、不沦落为工具？现代文明的社会还将继续发展，作为人类的一分子，我们每个人必然要找回自我价值和社会意义，找回作为“人”的尊严和高贵。

儒家讲求修身、齐家、治国、平天下。自己都做不到的事，怎么能去要求别人呢？子曰“其身正，不令而行，其身不正，虽令不从”（《论语·子路》），要想齐家、治国、平天下，得先从管理自己做起。道家思想也是主张先修养自己，再治理别人。庄子说：“身之不能治，而何暇治天下乎？”（《庄子·天地》）我们总是苛求别人太多，对自己要求太少。当人人都能回归纯真质朴的本性，追求自我实现，天下自然太平，社会自然祥和。

中国传统文化以生命为价值取向，其对生命的深刻认识，越来越得到世界人民的高度认可。由生命文化走向生态文明，是人类近百年文化发展的大趋势。对生命之学有实证实修的传统文化，得到了当代人的推崇，这就是元修养的文化背景与时代背景。

元修养，植根于中国传统文化，应时而生，应运而兴，是东方生命修养体系的重要内容。

用东方智慧回应时代焦虑

回应这个时代的焦虑，与同时代人共赴一场和谐幸福的生命之旅，是元修养践行和探索的目的，也是元修养希望为现代社会和同时代人做的贡献。

随着经济社会的不断发展，人们的工作节奏也越来越快。身体不健康已经成为阻碍人生幸福的头号大敌。所谓老年，不只是生理年龄的概念，更意味着持续地丧失。

如果你丧失了梦想、丧失了活力、丧失了笑容、丧失了掌控身体的主动权、丧失了爱的能力，就意味着无论你的生理年龄多大，你都已经步入了老年。许多人认为人生百年之后才叫死亡，其实人的生里携带着死，死本身就是每个人与生俱来的一部分，何况是“老”？当你能觉知生命时，你就是活的；当你感到持续地丧失时，你就是在老去。

大多数现代人是提前衰老的，主要原因有几点：

一是工作和生活的负荷重、节奏快。生活无规律，人们也不愿自律。

二是饮食习惯不良。不会吃、不懂吃进而乱吃，造成营养失衡——营养不良或营养过剩。

三是缺乏运动。世界卫生组织（WHO）早已将“久坐”列为十大致死致病的元凶之一。据统计，有 70% 的疾病由久坐引起。久坐到底有哪些伤害呢？其一伤骨，坐时，腰颈肌肉一直处于紧张状态，肌肉弹性难免降低，加之很多人坐姿不正，加重了腰颈椎的压力，久之会引发腰椎间盘突出、颈椎病等疾病。久坐后，膝关节润滑液减少，关节软骨因而退化变薄。其二伤肌，我们身体的核心肌肉群作用重大，如稳定重心、传导力量、协助发力等，在上下肢活动中起着承上启下的枢纽作用。久坐不利于核心肌肉群正常发挥作用。其三伤脑，久坐使血液循环减缓，导致大脑供血不足、伤神损脑，使得精神压抑、耗血伤阴、记忆力下降、注意力不集中。其四伤心，久坐则血流缓慢，使脂肪酸更容易堵塞血管。可以说，大部分内脏脂肪都是“坐”出来的。其五伤胃，久坐会造成胃肠蠕动迟缓、消化液分泌减少，引发消化不良、食欲不振或者脘腹饱胀等病症。

四是心理失衡。高度激烈的竞争、过度疲劳的身心、错综复杂的关系、思虑过度的习惯，会影响人体的神经体液调节和内分泌调节，进而影响机体各系统，导致免疫力下降、内分泌失衡、代谢迟缓等问题。具体来说，由于心理失衡、精神紧张，许多人内心焦虑，会长久地陷入自我贬低状态，即精神内耗。这不但会耗尽人的精力，使人的行动力减弱，还会让人心力交瘁，常常有无力感；不但会降低人们对生活的满意度和幸福感，也会影响人们对自己的存在感、意义感、价值感的认知，导致人们时刻活在自己臆想的担忧里，最后可能在忧虑中逝去。情绪波动大还会引发各种精神障碍，如狂躁、抑郁、悲观、做噩梦、多疑等等。世界卫生组织曾研究指出：世界上 90% 的疾病都和情绪有关。中医也说“怒伤肝、喜伤心、思伤脾、忧伤肺、恐伤肾”(《黄帝内经》)。养生的最高境界是什么？是养心。现代人的养生方式多种多样，大多数人却忘记了真正的养生其实在于养生主，即心。精神不安宁，任何形式的养生都是徒劳的，如王阳明说的“破山中贼易，破心中贼难”(《王阳明全集·与杨仕德薛尚谦书》)。唐代柳宗元有一篇寓言小品叫《蝜蝂传》。蝜蝂，是一种爱背东西的小虫。它在爬行时，无论遇到什么，都会将其放在背上，直到不堪重负，跌倒摔死。很多人活得就像小虫蝜蝂一样，给自己太多压力，背负了太多的所谓责任和义务，导致自己陷入精神内耗的怪圈。久而久之，这些人内心的包袱越来越重，整天在逃避中自责，在幸福中恐惧，最终在悲观中衰老。

五是环境因素。外环境包括生态的不平衡、大气污染、土地和水污染、食品污染、噪声和光污染、电磁波污染、化学物质和放射性物质污染；内环境包括人的各种认知障碍、固化的思想、纷呈的杂念、执着的痴心、顽固的欲望等等。这些都会影响人的身心健康。

其实，所有的不安，皆来自外求。如何内外和解，拥有一颗平静而不受干扰的心、一个舒展而优美健康的身躯？如何内求诸己，既能活在当下又能尽享天年，拥有一场和谐幸福的生命之旅？元修养希望运用东方智慧应对这一时代焦虑，通过躬身践行为现代社会和人类做出独有的贡献。

人类要开启自我调整机制，其方向一定指向东方智慧。而东方智慧中，印度文明已被印度教改造，东亚文化业已西化，唯有中华文明光辉长存。在继承发扬传统的基础上，因为错过了工业文明而落后于发达国家的中国，将在信息革命中凭借后发优势脱颖而出，其古老深邃的文化底蕴也将以生生不息的活力辉耀和引领这个新时代。

以内家功夫为特色

元修养是一种健康的现代生活方式，也是从反思入手开启智慧人生的一把钥匙。元修养始终贯穿易筋功法，旨在纠正当代人不自知的身心偏颇。

元修养以内家功夫为核心，通过内家功夫的易筋功法来整合身心。

普通人的衰老，大都表现为筋膜、骨骼的移位。随着年龄的增长，加上日常形成的不良习惯，不少人从二十几岁开始就出现骨骼错位而导致筋膜挤压，引发代谢不畅、循环受阻、肌肉退化、胸椎变形等问题。骨骼是人体的重要组成部分，而筋骨移位影响的不只是体形。如今大多数人为保持体形，多会选择节食、跑步、器械锻炼等，但稍有不慎就会导致骨骼的过度损伤，使身体机能加速衰退。

现代运动注重训练肌肉，元修养则注重壮骨易筋。元修养可以正筋膜、强骨骼、养五脏、提代谢、促循环，帮助修养者由内而外恢复骨正筋柔的生命状态。由于肌肉附着在骨骼上，无须专门练肌肉，肌肉也自会随着筋骨复位而强健起来；也就是说，肌肉其实是不需专门锻练的。修养者只要领会了骨骼筋膜修养的正确动作要领，抻筋拔骨，内气将穿行于骨间和筋膜间，滋养全身。

元修养的功法有旋指、旋腕、旋膀、旋腰、开胯等数种，在保证安全的前提下让人的下颌、骨盆、脊柱、膝腕等容易错位的地方易筋正位，强化周身筋骨皮，提升内脏各器官的活力和弹性，保持身体的柔韧，充足元精，养护元气，用意壮脏腑，调气活血脉。

元修养包括易筋、调息、运气、静坐、桩功、行功、太极、导引、舞蹈、观想等内容。当然，一切修法的归处是“一”，只是入手处、修证处、转身处妙用无穷，并没有高下之分。

元修养的重点不在外在体式，不在肌肉力量，而是以静心筑基，以修性为本，以养精为归，以养命为根，将修性落实到养命之上，性命双修。整个体系从心法开始，以易筋功法贯穿始终，旨在纠正当代人不自知的身心偏颇。心法圆通时，体式一看就会，修养者一出手便是功夫，这就是以心法为主导的东方生命修养，也是元修养和西方健身运动的不同之处。

据说达摩大师来中国后在少林寺面壁九年，除了以《楞伽经》和《二入四行论》传世印心，还留下了《易筋》和《洗髓》二经。《易筋经》要求人内外兼修，包含了外壮、内壮、动功、静功、炼形、炼气、炼意等修养功法，历经演变，与中国传统功夫紧密结合。有人认为《易筋》《洗髓》二经是明朝人造的伪经，其实《易筋经》早在唐代就出现了，李靖的《易筋经序》就是例证。笔者在此对达摩传下《易筋经》的说法存而不论。

“易筋十二式”其实是易筋功夫的十二法，后历经演变增删，定为十八式。凡脱离了心性修养，一味追逐肌肉强健、养生养命，或为人前炫耀，或为比武争雄，就失去了元修养的初心。

当代健身运动与元修养的区别，从身体上说，一个是以锻炼肌肉为主，一个是以整合、调动气脉能量为主；从本质上说，一个是以强身健体为目的，一个是以身、心、性灵的和谐为宗旨。元修养的成就者能和自我相应，身心如婴儿一般柔软纯净。

当然，元修养和当代健身运动并不矛盾，热爱体育锻炼的人更需要元修养。很多体育运动对身体是有伤害的，不少体育健将的身体很僵硬。试试打个坐就知道了，好多人坐不住。坐不住不仅仅是因为腿脚坐不住，许多时候问题出在杂念纷呈、心态不够平和上。

元修养以内家功夫为特色，奉行中华传统文化中的修养方法，是一条实操式的修养途径，旨在唤醒觉知、修复身心。如果你不想走向健身化和杂技化，不想在体式上炫技，想往内心走、往生命深处走，首先就要致力于提高觉知。

修养者从对体式动作的觉知到对身体骨骼的觉知，到对筋膜发力的觉知，再到对气血循环的觉知，再进一步到对内在情绪能量的觉知，然后强化自己对内在意识的觉知——也就是正身正骨，而后易筋柔筋，最后得正气正心，从而拥有自在的身心、幸福的人生。

有些人认为自己是有觉知的，其实通常不过是想当然，未必是真的有觉知。因为觉知不是想出来的，而是人活在当下，和当下是一体的。如果脱离现实去想觉知，就成了头上安头的妄想。例如你开始去想未来，开始去担心未来，或者在烦恼着某些结果，你就是没有觉知的。只有大脑中的意识才会去计划未来或者担心结果，生命本身是完全不会策划和担心的；结果根本不是重点，当下的觉知才是。

当你一直在想一件事的时候，时间久了，你大半会认为它是真实的事，然而这些不过是大脑的意识活动。觉知不属于大脑意识。人的感知从粗糙到精细，从外在到内在，最后全然无碍地融合在“此时此地”，也就是当下。元修养的过程，就是一条回归当下的路，在当下解脱、在当下觉醒、在当下圆满。

元修养强调的是内在的整合，强调本性的回归、与宇宙本体的对接，强调自身能量的平衡扩张和身心的健康和谐。

元修养的理念和庄子的理念有相似之处。庄子所传达的是做真我、做真人。在庄子看来，人往往被生存环境所蔽、为知见所囿，形成闭锁的心灵。庄子所关心的，不是生理之我的满足，不是家庭之我的实现，而是如何扩大人的内在生命，追求生命的自由，体现自我和万物万有的统一，“天地与我并生，万物与我为一”（《庄子·齐物论》）。

真正的中国传统修养，是要从整体上发现症结所在，不忙于从局部找原因，否则病越看越多，人也永无宁日。身心健康是一个系统工程，关键是要从根本上解决问题。

我们在生命历程中，一定都会经历各种身体或心灵的痛苦。没有谁可以为你解答所有的人生问题，想要答案，你必须先认识自己，认识真正的自我。认识自己便是开启智慧的开端，它带来的身心变化是任何别的事情都无法给你的。

元修养就是一个帮助你建立自我觉知的体系——从内到外，从身到心。这是结合我国国情，将传统融入新时代，总结提炼出的一套适合当代人的修养体系。它从修复觉知、培养正心正念开始，通过运气调息，直至正骨正气正筋，提高觉知和感受能力。

元修养不是为了学套路，更不是为了学几个体式去炫技。元修养是为了让人和本我对话，是为了活出自我，找到生命的真正意义，明白生命存在的价值，成为自己人生的主人公。因此，元修养是一种健康的现代生活方式，也是从反思入手开启智慧人生的一把钥匙。

第二讲

心法先于功法

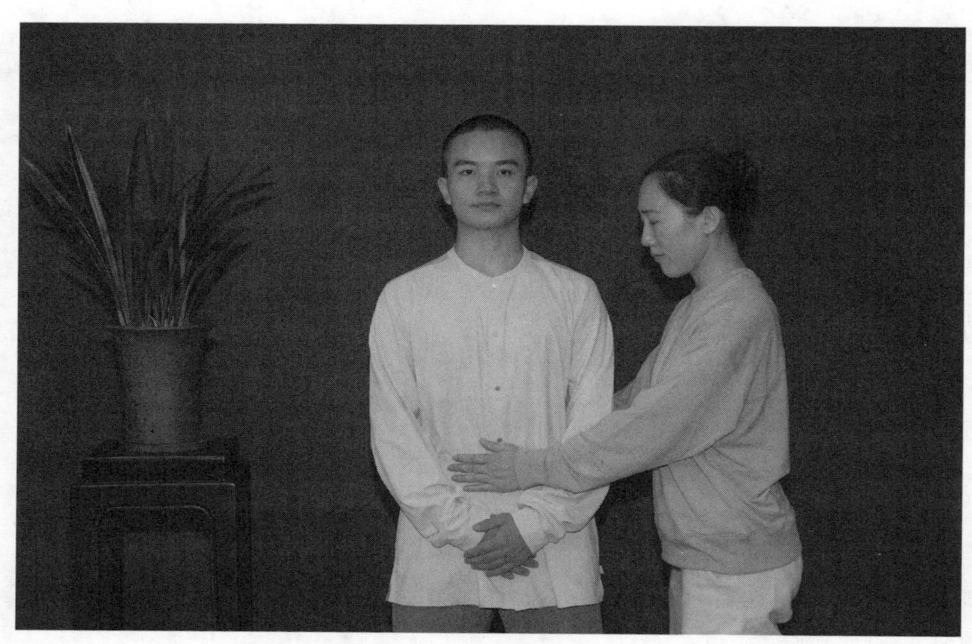

五心修养

中国人的元和圆

元修养包含了三层含义：修养、修炼、修行。“养”指修者和自我的关系；“炼”指修者和万物的关系；“行”指修者和社会大众的关系。从外表到内在，通透的元修养遵循顺逆无碍的生命观，会使每个人受益无穷。

任何修养方法，都基于对生命的根本认识。元修养是遵循东方哲学的生命修养。“元”者，始也，本义是开始的、为首的、最初的，有主要、根本、整体之义。“元修养”中的“元”有二义，一指真元，二指归元。真元指元修养的三个基本要素——元精、元气和元神，即精气神。归元即道家哲学所指的元气。道家哲学对元精、元气与元神有详尽的解析。

元精，即人体生命的物质基础，分先天之精与后天之精。精为形之基，“元精”指先天之精。《黄帝内经·灵枢·经脉》谓“人始生，先成精”，“精”即元精，它是生命的起源物质，但又不等同于生殖之精。古人名之为“太极之精”。

人在出生前，先天元精已为后天之精的加工、吸收、利用等准备了物质基础；出生之后，脾胃所化生的水谷之精，不断输送至五脏六腑，转化为脏腑之精，脏腑之精又输归于肾以充养先天之精。生命源于元精，精足则生命力强，精亏则生命力弱。《黄帝内经·素问》第四篇“金匮真言论”中云：“夫精者，身之本也。”

元精与元气的关系非常密切。元气为万物之本原，《黄帝内经·素问》第五篇“阴阳应象大论”中说元精乃元气之“精英”，由“元气之积厚”而生，此即谓“气归精”。

所以，修养都是“逆修之”，即由后天返先天；顺引之，先天亦可落入后天。保元精之道，贵在净化心神、清除杂念。

关于元气，古代学者认为创造天地万物的是一团混沌的元气，其为天地万物之本原。在中国古代哲学史上，基于元气学说的对人类生命的认识，即元气论。狭义上的元气，专指禀受父母的先天之气。古典文献中常把元气之“气”写作“炁”，以示与后天之“气”的区别。人的生命活动过程，即元气的消长变化及升降出入运动。人体通过元气的调控作用维持内环境及内外环境间的阴阳平衡。西医称元气为生命力，即人体各脏器功能的综合指标，是生命的原动力。人生是一个不断消耗元气的过程。元气的盛衰聚散直接关系着人的生老病死，所以有“百病皆生于气”“元气虚为致病之本”之说。元气是性命之本、造化之机，根之于肾而行于任督，与任督二脉关系至密。

元修养中所言元气，即指先天之“炁”，它是推动内呼吸，即潜气内转的动力。元气与外呼吸在人的身体中共存。元气当于静中求之，意到则气到，意停则气停。元修养的“运气调息法”正是滋养元气之法。

先人通过几千年的实践证明，修养可以通过充实元气、调理气机来祛病强身。

元气是中医、生物学、西方生命科学等各领域不断深入探究生命奥秘的重要突破口，对揭开人类生命的奥秘具有深远的意义。元修养以“元气论”为理论基础，总结出一整套行气、得气、养气、运气、调气的方法和功夫，以培补元气、调畅气机，推动人的身心平衡发展。

元神也分为先天与后天。先天之神称“元神”，当代人泛泛地称其为“潜意识”。后天之神为识神和欲神，相当于大脑意识和情感欲望。

元神与生俱来，与经由环境、外事、人为教育培养所产生的大脑意识之神、情感欲望之神有本质的区别。婴儿不识不知而又具备感觉、灵动的状态，即谓之元神具足、神完气足。优秀的修养者呼吸绵绵，无思无虑，如同婴儿一样柔软自然。

元神与元气、元精关系紧密。修养即求“返本归元”，要求以先天制后天，自有为返无为，逐步消除大脑意识和情感欲望对人体的控制。元修养从入静入手，即摒除大脑意识和情感欲望而激活元神的过程，是修养者能否通过修养得自在的关键。

元神带有明显的自然属性，属于“原生无意识”，左右着每个人的生命活动状态。当大脑意识活动暂停，不再监视、压抑、左右原生无意识，元神就会被激活，随即迅速激发体内潜能，激发沉睡的细胞，直接调节平衡人体的脏腑经络、气血阴阳等，使人体达到“阴平阳秘”的最佳生命活动状态，使人越来越年轻有活力。元神充足的年轻态与年龄无关。

除此之外，道家哲学的“元”，还有元性和元情之义。元性是本性，源于先天，无法改变。元情即最本质的感情，包括而不限于七情六欲，更接近于向善之“义”，超越功利荣辱，随顺自然，表现为行道、行德。道家修养的最高境界是“三花聚顶、五气朝元”。“三花”指的就是精气神。“花”同“华”，即精气神之荣华。“精”是构成人体生命的基础。“气”是构成人体活动的桥梁。“神”是人体活动的主宰。“顶”即鼎，指人头顶的百会穴，也指太虚之鼎。

“五气朝元”中的五气，指的是体内的心、肝、肾、肺、脾五脏之气。普通人的五气分散在五行所属的部位，修者可以聚合五气。“朝元”即相聚于“顶”。“顶”从有形来讲即元首，从无形来讲是太极。太极一气化生五气，五气还归到一气之根本，相当于元气生五气，互相生克制化，心清净而心肾交，肝木舒而脾运化，肺主输布，一气贯通运太极，即“五气朝元”。

世上万物之元尽皆圆满，返本归元是生命至高无上的追求。

归元即归圆，一切修养皆为归元，皆为成就生命的圆满。

我们如能从中用心体悟，就会发现生活中各处皆可见一个个的圆影。圆，浸透着中华民族最朴素的哲学精神，圆则满，满则圆。它象征着安宁知足，以和为贵，取道中庸，不走极端。

圆，最初是一个完善的抽象概念，人类利用这个概念改善了自己的生活。对于具体的事物，什么最大？什么最小？怎样才能最大？怎么才能最小？答案皆为“圆”。

古埃及人认为圆是神赐给人的神圣图形。一直到两千多年前我国的墨子才给圆下了一个定义：圆，一中同长也。在同一平面内，到定点的距离等于定长的点的集合叫“圆”。我们不难发现，宇宙中，大到无限大、小到无限小的物体，皆为圆形。微观上，各种粒子是圆的；宏观上，一切星体是圆的。生物意义上的人类也是由圆构成的。人的鼻孔、瞳孔、毛孔是圆的，细胞也是圆的。生命呈现出圆相，并按圆相来运行和生活。圆相正是宇宙的基本图形。

古希腊数学家毕达哥拉斯认为：一切立体图形中最美的是球，一切平面图形中最美的是圆。圆相是最完美、最稳定的。早晨的露珠是圆的，这是因为液体在自身内部的引力下，只有收缩成圆相才能达到平衡；换句话说，当这个物体内部引力平衡之后必然会呈现圆相。恒星、行星的运行轨道，在引力作用下呈现的球体结构，无一不是圆的优美体现。自然界中，大多数的果实都是球形或类圆形的。圆体现了宇宙最基本的物理法则。

《说文》中说，圆，全也。古人还有“圆而神，方以智”之说，其中的“圆”指行为处事“通、活、融、满”，“神”即“神、通、广、大”的宇宙观。可见圆之于中国古人，被赋予了方圆思辨的哲学意象，成了中国文化重要的精神元素，承载着对传统“圆满”精神的美好寄托。

当代美学家朱良志先生在《论中国艺术论中的圆》一文中详述道，圆是中国文化中一个重要的精神原型，它与中国人的宇宙意识和生命情调等有着十分密切的关系。朱良志先生认为，圆分为四个层次，即太极之圆、圆满之圆、圆转之圆和大圆之圆：太极是宇宙之元，是生命产生之根源；圆满之圆体现了圆融的生命境界；圆转之圆强调生生不息的动性；大圆之圆则象征智慧生命所达到的最高境界。这四个圆构成了一个系统：生命生于圆，而归于圆，并在圆中自在存在。

在汉语世界中，圆常和成功联系在一起，说事物完满，叫“圆成”；实现理想叫“圆梦”；奇妙之境叫作“圆妙”等。《周易》不仅以圆为化生万物之根源，而且将生命的最高境界归之于圆。

圆智如镜，能照见万事万物的缘起和交织。它能洞悉莫测变化背后的“机”，包含着生命的全部秘密。

理解了这一点，就能知道逆生长其实没有逆，元修养的目的，在于修得顺逆无碍的圆满的生命境界。修者在微妙、完整、圆融无碍的世界中，抵达一种浑化无迹的生命境界。

圆不仅仅是隐喻，也可以是表象，人体的美离不开“圆”。以“圆”形容人体美的词有许多，如“手足指圆”“膝轮圆满”“身有圆光”“圆妙光泽”“面门圆满”“面轮修广”“面如满月”等。

圆润的美反映了人身体的佳妙状态，最好的状态是骨肉丰满、筋骨不露。什么样的人是这个样子的呢？其实只有婴儿才是这个样子的，因为婴儿本性未失，元精充沛，深筋膜完全畅通，可以达至四肢百骸。现代人生活节奏快、压力大、身心劳累、饮食不节，多体态臃肿或者筋骨毕现。要实现圆相之美，需要持续进行身心修养，及时释放压力，消除各种不良的应激反应。随着功夫的加深，气血会充盈于微循环系统，濡养到手指、脚趾、足踝的末梢，自然可以改变人的体貌，实现“相随心转”。

人的健康水平完全可以由外貌体现出来。脏腑是否净化，筋膜是否正位，内分泌是否正常，免疫自愈系统是否强大，从人的体味、体态、睡眠等方面足可加以观察判断。

核心是开窍和开心

一定要开心！元修养就是开心修养法。每一个学人都能通过修养达到身心健康，于日常生活中不惑、不忧、不惧，消融分别对立，“和其光，同其尘”。

元修养源自中国传统文化中的修身功夫，强调修养从修念开始。心念越静，则属于身体部分的活力越强。活力是身体的健康源泉，暮气沉沉者何言健康？属于心的活力部分需要“虚”，心虚则灵。灵的人在生活中才思如泉涌，下笔如有神，反应敏捷，过目不忘，能和天地、自然相通，有取之不尽、用之不竭的灵感。

通常我们理解的修行是清苦的，要“存天理、灭人欲”，认为世俗生活是庸俗无意义而应予否定的，人世间的一切情爱、家庭俗事都需要抛弃。元修养的特点却是“开心”，出世入世，出入皆自在。如同太极一气开阴阳，生出万事万物万有，自然自在随顺随缘，海纳百川有容乃大，不二皆同无不包容。元修养是生活中的修养，不离当下，不离日用伦常。

一定要开心！元修养就是开心修养法。每一个学人都能通过修养达到身心健康，于日常生活中不惑、不忧、不惧，消融分别对立，“和其光，同其尘”。把俗世当净土，在日常生活中觉悟人生，一定得开心！开心的人与天地无处不合。如果感觉有碍，感觉内心不安不净，人就无法开心。

元修养以身心和谐为旨归。如果身心分离，锻炼的就只是肌肉。身心和谐时，锻炼的是当下入静和念念相继的专注力。学人经过几次元修养后会明显感觉到身心的变化。有人通透了，有人轻盈了，大多数人身心越来越和谐。现代健身运动中，一些高难度动作突破了人体的生理极限。缺乏辨别能力的人却对此动作心生羡慕，如果跟着盲修瞎练则很有可能导致身心受损。

元修养初期，我们要让学人明白，适合自己的未必适合他人，适合古人的未必适合现代人，适合男性的未必适合女性，适合外国人的未必适合中国人。

肌肉可以拉长收紧，产生弹力。我们经常看到牛肉里面有一块块的硬结，这些硬结产生在肌肉即将断裂的时候，为了不让肌肉断裂，身体会本能地、代偿性地产生这种硬结。肌肉里的硬结越多，肌肉就越没有弹力、越僵硬。这些硬结也会随着年龄的增长而增多。有些肥胖的人，皮下也可以摸到许多这样的硬结，这些都是组织间的垃圾，堵塞了身体，使得身体越来越僵硬。肥胖的人把皮下脂肪减掉后，一定要配合调息，把这些肌肉、脂肪、组织中的硬结化开，才能慢慢地拉开筋膜，柔软起来。修养过程中必须弄懂气的运用、力的方向以及阴阳如何平衡，学会调整气息、意念、心力，并能够控制气脉的能量。

元修养要修的是如何令自己从根本上认识到，本来无一物，本来是万物，既不用修也无法修。学人要契合本性，明白本性不能靠修而得。有些人锻炼身体，练得一身肌肉，打得一手好拳，但如果缺乏智慧，这些反而会害了他们。所以进行元修养，一定要先提高见地、开阔视野。

元修养，是要时刻体会活在当下的修养，让生命的每个当下都能及时归零，能长住在清净心里。它不仅能强身健体、清除妄想，最重要的是能让心清净，能让人顺应生命之本来。生命的本来一定是纯真、和谐、平等的，没有不安。修养好的学人身心能恢复到和孩童一样，那必然是开心的，是对自己和他人充满信心、随时可以接受一切变化的。开心的人，其心必然是敞开的。开心的人心平气和、纯真自然，像小孩子一样不记仇、不生怨，随缘自在。当您在生活中可以平心静气地对待一切，可以时时微笑、善待一切，可以时刻不忘助人为乐，那您就达到了元修养所推崇的“平常心是道”的境界。

元修养的系列功法，可以帮助人们激发潜存的细胞活力，令人灵感迸发、一扫暮气，从而心长安、身不老。各类功法各有所长，针对不同情况有不同的选择。如果习者心情郁闷，可以习练“唱诵”“熏疗法”“圆相舞”化解气结，则心情会在不知不觉中变好；如果习者心情暴躁，可以习练“莲花导引”“静坐”等疏导戾气，则心开脉解；如果习者感觉身体虚弱无力，可以通过习练“凌波书法”“大力金刚拳”来增强体力；如果习者噩梦连连、心神恍惚，可以通过习练“运气调息”“倒锁莲”来平心静气；如果习者精进稳定，可以通过习练“莲花九式”“五心修养”“归元止观”提升自我；如果习者身体筋骨不正、气血不畅，可以通过习练“易筋十八式”正骨柔筋；如果习者下盘不稳、腿脚无力，可以通过习练“桩功”“行功”提升下盘功夫。

如何“安心”如何“空”

每个人的成长都必须有空间，不仅要有物质空间，即单纯的物理空间，而且要有心灵空间。这意味着心不能被占满，得保持虚的状态，虚怀若谷，虚心向上。

修养的时候需要一心一意，也就是“专心”，这是针对初习者的要求。通常情况下，初习者在学会了修养的基本姿势、方法、呼吸等要领后，经过长时间修习，就能够体会到什么是不自觉地身心交融。身心交融时，气血、气脉都自然地在腰部交融，水火相济，动静相成，无论用什么方法修养都能“守一不移”，比如行、住、坐、卧、做饭、喝茶都能“守一不移”。

无论是动还是静，都是为了生命体本身的“一心”通过各种运气法往下和地气相应、往上和天气相应。这里的地气不是地表之气，而是地球的能量场，这是“一心”往下所致；这里的“天气”不是指大气层、云层的气，而是指宇宙的能量场。元修养的各种修养法，从姿势上看似乎并无玄妙，所以有些学人容易掌握也容易自傲，以为自己学会了，能跟人炫耀了。其实有了这种想法，这些人也就停止成长了。

生活中的行、住、坐、卧都是动态的。修养为的是觉悟人生，而会一些高难度的姿势和修养本身有什么关系呢？只要自我中心的倾向一出现，修养就不见了。自我的止息才是成长的开始。我们一直将自我视为存在，其实只有自我止息，那个无限的境界才会出现。

每个人的成长都必须有空间，不仅要有外在的物质空间，而且要有内在的心灵空间。这意味着心不能被占满，得保持虚的状态，虚怀若谷，虚心向上。如果你的心是满的，你就必然是焦虑的、不安的。我们必须为生活和关系找到秩序，因为生活便是关系中的行动，生活就是关系的互动。如果你跟自我、跟他人、跟自然、跟社会找不到合适的秩序，不能建立合适的关系，就无法和谐，无法安心自在。

如果生活一团混乱，你为了逃避而跑去打坐或出家，试图远离“红尘”，就一定会出现幻觉，陷入更深的执着。如果你懂得生活，懂得爱与享受被爱，你的心自然会井然有序。这里的“序”不是小的秩序，而是和宇宙息息相关的大秩序。这里所说的宇宙秩序，不是我们平日看到的日落月出。当你在日常生活里建立起生命的秩序后，这秩序会帮你和真正的宇宙秩序同步，并使你与之产生不可思议的联系和互动。

我们的心一旦被占满，联系就不见了，空间也消失了。我们将充满烦恼，充满各种不满和抱怨，又如何能成长呢？这就是元修养需要我们下功夫的所在。我们要学会正视问题，正视自己，正视时间和空间。心不被占据并不意味着不负责任，相反，只有当你的心空下来时，你才会留意自己真正关心什么、爱什么、要什么、真正的责任是什么。被占满的心只会充满困惑，如此一来，责任就变成了一种时刻跳出来压迫你的罪恶感。

不要问我心“如何”才能空下来，因为“如何”暗示着有效、功利、结果和检测。其实，只要你真的明白被占满的心是不自由的，是对生命具有破坏性的，心就自然会安静下来。心安静以后，我们要修养的就是洞察。你现在有没有在全心全意地看我的文字？洞察是什么意思？如果你真的在全心全意地觉察，你的自我中心感就会消失，你就会投入到你眼前的文字中去。如果你很想让自己全心全意地洞察，这个状态就无法持续下去。能持续下去的通常都是不觉察的状态，无为而无不为。当你在全心全意地觉察时，你一定在留意地倾听，而那种状态之下并没有一个“我”在那里絮叨、感觉“我在观察”。

真正存在的是一种巨大无边的整合感，也就是全然地看、全然地听、全然地投入其中。在那种全然觉知的状态下，你和文字是合一的，我们的思想是合一的，以至于我们最终能做到同呼吸共命运。这种全然融合的状态是无法刻意达成的。譬如，念头说它想要弄清楚如何才能达到这种全然融合的状态，但是渴望自己能分析出如何全然融合的思维本身不就是一种不再全然觉知的状态吗？意识到自己不再觉察便是一种觉察了。

心必须拥有宽广的、无边无界的空间，才能让喋喋不休的妄念停止。烦恼在当下被消解掉而不再产生时，欢喜才会出现。自我中心感一旦消失，心就空了、虚了。真空生万有，只要自我中心感一出现，“万有”就没了，只剩下有限的“有”。

空，意味着不执着于一处，意味着哪里都是中心，所以它是无边无界的。全然意味着你要汇集所有的能量去听，去看，去投入，去感受，去到达那个没有固定的中心点的“中”。然后，心才能井然有序，没有恐惧，没有恐惧才能远离梦想颠倒。

两个音符之间会出现静音，两个念头之间会有空，两个行动之间会有暂停阶段，两场战役之间会有休战时期——空，无处不在，是承上启下的空寂，是暂时出现、不久又会消失的空当。这当然不是由思想刻意制造出来的。在空寂之中，有无边的静谧感、美以及不可思议的能量。然后，永恒就出现了，它不是思维的产物，也不是计划的结果，而是持续不断地修养得来的自然而然。

当一切执着的都烟消云散时，当无法自主的生命变得不能承受时，我们该从哪里寻回人生的意义？是继续得过且过，还是娱乐至死？是为了满足他人的需要而活，还是霍然自立，当下了然？这是元修养带给人们的思考。

人能常清静，天地悉皆归。

第三讲

立命始于安身

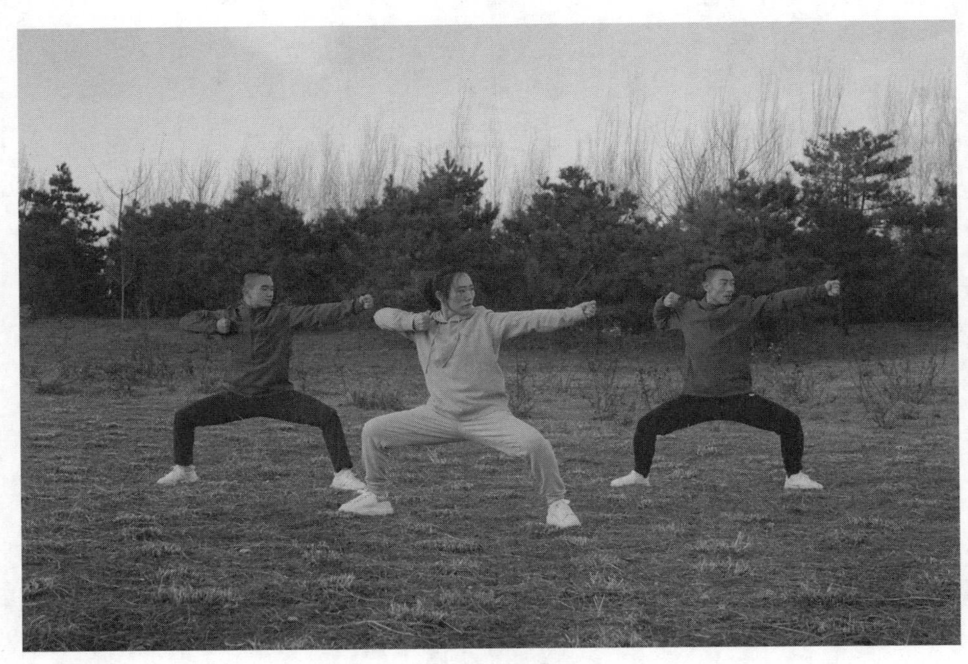

大力金刚拳

无处不在的螺旋运动

为什么宇宙中星系、生命的运动形式都是螺旋式的？这是因为螺旋式的运动形式在本质上能储存光。

现代瑜伽作为一项身心锻炼修习法，从印度传至欧美，风靡欧美后又反传回亚太，备受推崇。与此同时，它演变出了各种派别，如热瑜伽、阴瑜伽、哈他瑜伽等。

元修养内也有瑜伽的元素，但从功法上看，元修养的运气调息、调骨易筋、发力方向和这些瑜伽派别有所不同。元修养秉承圆相的生命观。圆相，在这里指的是内螺旋的内旋方向。“卍”字就是一种动态的内旋圆相，像旋转的漩涡。高速旋转的螺旋线的每一圈相似且不重复，合则为一，分则为二。“一”为太极，“二”为两仪，旋转起来为生万物的“三”。其实我们每个人的头顶上都有旋，内旋便是“卍”。有的人偏右旋，有的人是平衡的双旋。我们看自己的指纹、脚纹、头顶、胸前几乎都有或显或隐的旋。螺旋形指纹即“斗”，半螺旋形即“箕”，指纹与宇宙天体运行的螺旋式圆相轨迹相类。

不光是指纹，现代人由于常剪指甲故而难察知任由指甲生长后的状态。印度有个叫契莱的苦行者，37 年未剪过指甲，她的五个手指指甲呈平螺旋圆相，其余的指甲为立体螺旋圆相。构成人体的蛋白质由串珠般的氨基酸组排而成。胶原蛋白是人体内含量最丰富的蛋白质，是结缔组织的主要组成部分，它的结构是三股绳般圆相螺旋式的。人体微宇宙、气旋生命的奥秘都藏在细胞核的核酸中，而核酸有两种类型：核糖核酸（RNA）和脱氧核糖核酸（DNA）。其中，RNA 制造蛋白质，DNA 提供遗传信息。RNA 是多变的螺旋形的，DNA 是双螺旋形的。科学家在揭开生命体遗传密码 DNA 后，逐渐揭开了遗传之谜。从植物、动物、人类的生物反应到物理、化学反应，包括人的意识行为、生物钟等，都暗藏圆相运动的踪迹。天体螺旋式圆相运动的宇宙统一场影响着、孕育着、生发着、毁灭着、促进着宇宙间万事万物的生老病死与成住坏空。

圆本无左无右、无上无下、无前无后、无里无外，世人所说的圆之左右、上下、前后、里外之别主要在于观看的角度不同。若从“卍”字本身观望，则反向“卐”才合于右旋。“卍”字不仅是圆相符号，也是一种元音。“海潮音”就是元微妙音，层层叠叠像海螺里的螺音一样回旋，这叫音密。音阶构成不同，螺旋的深度不同、速度不同，能量也不同。只会用喉咙发音的人，声音多单薄而短暂，皆因力不够，发出的是线性的单薄音。经过发声训练的歌唱家，能自腹腔发音，形成音螺旋，其声不仅能催使听者的大脑激素发生变化，而且可触及听者的情感深处。

孔门弟子公冶长懂鸟语，现在也有不少懂鸟语和兽语的人，但这不算音密。音密由狮吼音、隐藏入毛孔的微密音、天籁的微妙音、无声母音、虚空回荡音、磁场自然音等构成。其纵向、横向、错向重重叠叠、交互回旋、密密无间，各音皆为和弦，故而通过有声、无声的圆相微妙音能让说者与听者达到共振。祖师云："悟道与否，听声即知。"对方一发声，成就者便能听出其语业是否有功德。

元修养分为动功、静功两部分，其中动功五类，即易筋十八式、圆相太极九式、圆相舞、莲花导引、圆相禅茶，静功五类，即圆相、静坐双盘、观想冥想、站桩五式、慢行禅。无论动功还是静功，其发力、发气、发声路径都是圆相内螺旋。

拔开浴缸塞子，水就会流出，且打转形成漩涡。漩涡是"卍"。螺旋运动向中心推进时，半径不断变小，转速不断增加。当半径接近无限小的时候，转速也接近无限大，最关键的是，此时会带有极高的能量，这就是内旋力。黑洞如此，欲望亦如此，越接近中心，到达奇点，正面的念力和负面的念力越接近无穷大。物理学认为，在有限的空间中不可能达到无限，然而螺旋就是奇迹，它产生奇点，透过这奇点，封闭的水系统就能触及时空边缘，几乎一跃而至无限！我们在有限的封闭系统内，通过离心机也能产生巨大的电位差，用的就是这个原理。

华裔科学家杨定一先生这样分析：当物体以螺旋状向中心做圆相移动时，其路径并非等距的正圆。物体按等距的正圆路径移动很快会因摩擦力而减缓或生热，而螺旋形态的运动会让动力愈来愈向内集中，能避开按正圆路径移动产生的摩擦力，阻力小且不浪费能量，随着移动回到较高的点而非原来的点。这是最原始的完美平衡，是宇宙万物顺畅运作的原理。小至海螺、蜗牛、松果、羊角，大至海洋漩涡、台风、星系、人体的 DNA 结构、蛋白质分子或意识场，无不如是。二维的平面圆相是画，三维以上是动态螺旋、黑洞、虫洞、心洞。

从心而出的旋力，其根本在于诚信，由诚心生发出信心，由信心生发出愿心，由愿心带动一切行动，而大脑不会用心，只会生疑，所以不会生发出诚信。对习惯用脑的现代人来说，修养最好少参话头而多参画面，因为语言文字由大脑发出，大脑的意识场是线性的，心却是圆相场，参画面能让人更快地契心能，更快发挥心的作用。

人，怎么才能成为万物之灵？在笔者看来，人必须超越万相，散发生命的无量光明。光，没有实体，可变为无形的光子，可变为有形的粒子，捉摸不定，把握不住，这便是空性。空性的表现形式是圆相。科学家曾经把DNA 样本放在一个小石英容器里用微弱的激光照射，再用精密的光子探测仪观察变化，结果发现DNA 就像一块吸收光线的海绵，DNA 分子可以把光全数吸收，并且以螺旋状的方式储存光子。DNA 自己会创造一种吸收光线的漩涡，这漩涡跟黑洞类似。为什么宇宙中星系、生命的运动形式都是螺旋式的？这是因为螺旋式的运动形式在本质上能储存光。即便在实验里拿掉了DNA 样本，其螺旋状光仍在旋转。DNA 分子自然存在于一种特定的能量场。圆相，就是一种类似于黑洞的能量场。

你为什么站不直

腰腹之间是阴阳的关系，前阴后阳。想让腰挺直，必须在阴处用力，即前面用功，后面才能直。要前升后降，就先得会用意识带动会阴往上卷，后腰的凹窝才能下沉，沉了就直了，欲后先前，欲左先右。

太极拳，以太极为名，遵循太极“以柔克刚，以静待动，以圆化直，以小胜大，以弱胜强”的宗旨，修炼过程中强调意、气、形、神一定要划圆，能交融为一体，且其一招一式的共通点是“圆相”。太极修炼是动态圆相的，其动作以腰为中枢，身体各个部位均以此为轴划圆弧，进退圆活，举手投足屈膝抱圆，以腰为圆心顺、逆旋转，连绵不断。行拳的关键就在三个圆：动作要圆，行拳路线要圆，定势要圆。三圆互动而引发周身的顺、逆螺旋动态缠丝劲。

太极拳讲究立身中正，以腰为圆心牵引身体上下左右的螺旋力顺、逆划出不同半径。如果身法不中正，圆心偏左或偏右，前倾或后仰，或左右晃动，则内气无法贯通，太极螺旋圆相的缠绕动作随之变形，内劲无法形成，就变成了肌肉训练。如果不能凝神静气地划圆，气韵在体内便不能均匀运转，阴阳无法协调，也就不能叫太极拳了。

当然，太极之圆不是单纯的平面圆，而是一个立体的万向轮式动圆，圆动则形成洞，洞越深越有内吸力，所以宗师有深不可测的功力。太极之圆不是球形的绝对圆，而是各种椭圆，可谓圆中有方、曲中有直。方圆是辩证关系，大至宇宙天体，地球是椭圆形的，绕太阳做弧形运转，地球本身亦自转，公转与自转相结合；小至人体好似一太极，如水、气、谷物的营养吸收，心血管系统的运转，气脉的运行，任督二脉、十二经筋（十二经脉之气濡养筋肉骨节的体系）、大小周天、三脉七轮等的运行。无论名称是什么，它们均是以圆在体内形成各种有形、无形的大大小小的动相。划不成圆就不能周转，身心便呈淤堵状态。水亦是圆相，无论是百川归海，还是三态循环，都是动态之圆。

学人要契合上善若水、柔弱胜刚强的能量，唯有如法修习。身心之运行以各种圆心为核心，由心而发，动作与心契合，身心不分裂。如此，无论开合虚实、引化发放、顺缠逆缠、松活弹抖，都不离生命阴阳转换的根本，修炼起来，动作中的圆相就能随心所欲。划得对称和谐，内气内劲才能中定，形态才能中正，内外一体，收发自如。

老子说“虚其心，实其腹，弱其志，强其骨”。腹、骨对举是指阴阳、刚柔、内外、表里、虚实、出入、动静多维度综合的身心平衡。蛇怎么猎食？它把猎物裹在身体中间，之后往两个相反方向扭动，拧成个螺旋。它不是往一处使劲，而是头和尾发出同等的力，像拧干毛巾中的水分一样，缠死猎物。这里的力就属缠丝劲。太极功夫之所以能四两拨千斤，全在缠丝劲的灵活运用。

螺旋力有两种，一种是顺，一种是逆。由内往外转而向前进是顺，即外螺旋力；由外往内转而向后退是逆，即内螺旋力。这顺逆两种螺旋力错综复杂地变化着：一种是掌心由内往外翻的顺缠丝，另一种是掌心由外往内翻的逆缠丝。逆缠丝绝大多数是捋劲。这两类缠丝贯穿太极运功始终。太极行功必然是非圆即弧、往复折叠、劲走内旋的，绝无直来直去的抽扯之形，定式造型也处处绷圆、非圆即弧。意圆，气圆，身圆，整体如气势饱满的圆球。所发劲力如出膛子弹，既有前进的抛物线路，亦有旋转前进的内螺旋线。修养高的人从圆相入静、放轻，在绵绵不绝中坚定不移地去除原有的僵劲拙力，化僵为柔，积柔至刚，至柔至刚，刚柔相济。

人自出生以来，基本运动方向是外螺旋，也就是说，顺逆并非共存，而是有了偏差，故而一路向下，出现各种老化症状。外螺旋力是和万有引力对应的，只需要顺着动就行。内螺旋力则是和万有引力相反的力量。有些人非常勤奋，几乎每天都去健身房练肌肉，或者坚持其他各项运动，然而外螺旋运动的特点是，哪怕仅有一周未练，肌肉的质量都会下降，所以必须坚持训练，以保持肌肉的质量和力量。元修养却不同，因为深筋膜一旦易到正位，哪怕吃饭拿筷子、走路散步，都能用它炼它。功夫到时，行住坐卧，举手投足，甚至睡觉静坐，无时无处不在用功，所以即使五年十年不去专门盘练，功夫都不会退！这就是元修养的神奇之处。

人生下来后，顺逆两股螺旋的力本来是均衡的，但在成长过程中会逐渐失衡，所以需要通过修养纠正回来。力必须走弧线，犹如子弹通过枪膛时的来复线。它运动于空间中时，既有螺旋形的自身旋转，又有抛物线式的运动路线。所以顺逆两股螺旋力最终必须均衡，才能接通力源，使得修者精力充沛、活力无限。所谓“往”，并非一去不回，只是暂时退缩；所谓“来”，也不是永久存在，只不过是暂时伸张。宇宙万物的力都是往复的，只是形式不同，然而作用力和反作用力必是相等的。为什么常人只看到一面、只会用一面？修习功夫时，力和气是虚实、阴阳相对的，出力靠骨，发力赖气，精神上的骨气是由骨和气共同参与的。元修养的目的是在实修实证过程中一步步启发悟性的思考。悟性是智慧之门，是定力之根。元修养是一扇启发悟性的方便之门，忘了这个根本，就会变味。

元修养的内旋不是紧的旋，而是松的旋。松，是关键，松了，力才能动，紧只会让螺栓生锈。松时，身心中顺逆、正反两种螺旋可以随时随地运行。死死地盯住一个点不动，身心不空，能量就转不起来，人体也僵死了。不过，我们在初修时却需要让学员们从紧张练起，为什么呢？因为当代人平时已经习惯紧张的生活方式了，几乎没体会过什么叫放松，从紧张到放松是放下，放下是最难的。

腰腹之间是阴阳的关系，前阴后阳。想让腰挺直，必须在阴处用力，即前面用功，后面才能直。要前升后降，就得先会用意识带动会阴往上卷，后腰的凹窝才能下沉，沉了就直了，欲后先前，欲左先右。有些不明就里的老师不懂阴阳、虚实、强弱的奥妙，想要学生打直脊背就要求学生硬生生地把腰挺直，其实人为用力挺直腰必是紧张的，长此以往容易腰肌劳损。

我们可以将动功和静功交替，来打开由上而下的气路，让身心松下来。动功和静功是从不同状态进入两端均匀发力，调动上下呼应从而发散至四肢百骸的气。初修者首先从习惯动功开始，逐渐了解如何在前面用功，从命门到会阴内卷到脐，形成持续不断向上的内螺旋。现在很多人身体后面是虚的，后腰塌陷，故而骨盆前倾，进而压迫胯骨倾斜，根本做不到前升后降，而是前降后升，故而要么过于松懈，要么过于紧张。

松懈和紧张是相反的两面，都是身体无序所致，导致那股提劲发不出来。现在有不少人两条腿不一样长，行住坐卧时身子都是歪的。奇怪的是，很多人根本就不在意，如果连本人都不想纠正，谁能帮其正身？正身必须从脊椎正位开始，要学会让自己的意念在前面使劲，前腹收、实，后腰虚、松，如此，脊椎才能正直。学会用提劲，才能沉下去。初学者初期练卷劲时应自然呼吸，否则容易滞。卷的过程一定是用意不用力的。普通人一用力就紧张，肌肉僵直，关节卡死。卷的劲是绵绵不绝的，人卷多久都不会累才对。卷得越好，腹部越有弹力、越松软。

虚灵顶劲，沉肩坠肘，含胸拔背，松腰塌胯，久之则内旋力逐渐生发出来了，我们也就有了整劲。力由于骨，劲出于筋，劲起于脚。骨骼是用来定位的，关节是用来转换劲力的。一旦人体不会用力，其肌肉很快就会萎缩。人体钙质最先流失、流失最严重的部位之一就是脊椎和骨盆，多因常人少用脊椎和骨盆承力所致。

人的每块骨骼和关节都有其最佳的承力角度，如果承力得当，在这个角度上，力量可以大到无法想象。想要承力，就必须让上下、左右的气与力都节节贯通。学人学会一节节地将力从脚跟传承递送到百会，然后脱顶而出，就能感觉此时脚底如生根，十个脚趾能粘在地上。坐时也要坐实，仿佛会阴窍能钻入地底。只要用力对了，自己一下就感觉到全身浑然一体。记下这种感觉，从此越练越骨壮筋正，终将“脱胎换骨”。

元修养将身体分为几个部分修养，例如开肩、开胯、开背等，逐个突破。要上下一气通流地撑筋拔骨，即最大限度地拉伸骨缝，抻拔大筋，将深筋膜拉伸得越大，骨缝间隙越大，人体关节的灵活性就越强，人体自然变得越挺拔，气血循环越好，面部越红润，气息越绵长。

以拔胯、开胯为例。胯是人体中节的中节。胯跟脊柱的合力被称为龙虎之劲。我们在修养过程中要学会观察人的身体如何拧转。在没有接受专门调教前，人习惯于腰椎的拧转。我时常注意我家的猫，身上淋湿或者有脏东西之后，它会猛地将身体一抖。这不是用腰椎，而是用臀部带动身体抖的，用的是抖劲。这动作也叫"虎抖毛"。学人如果会"抖胯"，很多劲力自然就有了！拔胯的目的是盘开胯根至膝弯的深筋膜，借助肩胯的反拧对拔，将大筋瞬间扯开，从而产生自动的皮筋弹射般的劲力，达到胯自动"崩弹"的效果，迅速产生"外架与内脏"间的扭差，故而带动内脏的横向"拧颤"。

元修养的开肩也和其他功夫有所不同，要开肩，则须合肋、折肋才能压肩，所以肩也跟胯一样，既有平转，也有纵向的转。只有折肋的幅度够，才可以带动内脏的翻滚，形成"翻江倒海"的整劲。所以，开肩不是压肩膀，也不是转颈椎。例如"莲花导引"功夫，落手时动的不是手，而是肩、肋、内脏，如此才会发出真正意义上的整劲。当你的肩与胯联合起来，若如长江后浪推前浪，你就会感受到翻浪无尽、真气不断。胯与脊，一个主"横"，一个主"顺"，合则为"螺旋"，动起来时，内螺旋的力量就是"龙虎之劲"。

脊由多块脊椎骨组成，是支撑身体的支架。由于人类直立行走，脊柱呈"S"形，在发劲时，需要把脊柱调整为弧形，才符合发劲的状态，所以要求学人"含胸拔背，沉肩坠肘"。用一个字形容，就是"裹"，后背像雷达一样，背裹腹。内脏跟脊椎有着莫大的关系，内脏如葡萄，脊柱如藤，内脏依附于脊柱之上，靠肌腱连接，因而内脏可上下蹿动，形成"惯性力"，以辅助人体的重心运动。脊柱跟两臂两腿合称"五弓"，动起来时"五弓齐发"，才能称之为发整劲，加上内脏的起落，就像人体弹簧一样，故也叫"颤劲"。

肋，是一身运动之主干。风吹大树，一动无有不动，一动指的是树干，在人也就是指胯到肩一段；无有不动，指的是四肢梢节。可见，肋是身体发劲时的重要部位。肋，于人如鱼之两腮，乃呼吸开合之部位。肋骨齐张，进气必足；肋骨齐闭，内脏必下。两肋通过盘练，可折叠开合如弹簧。

笔者常观察家中的猫，它的肋部天生比人类的发达，开合度之大，可以自咬尾巴，而人类经过长期的演变早已经没有这样的开合度。元修养是在返先天，我们需要练就龙腰，让肋骨也能像猫的一样最大限度地翻腾折叠。肋不但要活，而且要能够主动发力。练习时，如果把深筋膜比作琴弦，一种练法就是不断地绷紧弦，达到拉长筋骨的目的；第二种练法是将琴弦绷紧后再想办法弹动它，使之产生颤动，这也是元修养不同于其他各种修养之法的内核。

有学人问含胸拔背是属意还是属形。其实它既不是意，也不是形，含胸拔背主要跟呼吸有关。一般情况下，当代各派瑜伽都不需要含胸拔背，甚至大多时候是翘臀的，元修养则反其道而行之。修养时含胸的主要力源是挺腰，命门穴后凸，配合两肩胛骨和双臂向前向外展送。两肩要扣，胸略内含，脊背要圆，气力催身。标准是看脊背正中的一条竖沟是不是没有了。竖沟没有了，就算达到标准了。至于拔背，就是通过呼吸使气贴于背。怎么检查？深呼吸时，挺胸，前胸有紧的感觉，像是有一张纸贴上去了一样，这就是“气贴胸”。当你含胸拔背时，后背紧了，像是有一张纸贴在后背上了，这就是“气贴背”。当你不挺不含时，前胸后背的感觉都不明显。能做到“气贴背”时，小腹会有挺实的感觉，这就是“气沉丹田”，能如此则下盘稳固，否则如挺胸则气涌胸际，下盘不稳，小腹也没有挺实的感觉。挺腰、含胸、拔背、收臀，几个动作既相互制约又相辅相成，像一台机器上几个啮合严实的齿轮，一动俱动，一停俱停，一动无有不动，一静无有不静。

学人含胸拔背时要能体会气沉丹田，由气沉丹田而能体会虚灵顶劲，循着含胸拔背、虚灵顶劲、气沉丹田等过程不断去提高，就能体会到固本归元及精气真气的不断积聚。含胸拔背、虚灵顶劲、气沉丹田的过程就是老子说的“虚其心，实其腹”。当你在吸气时做到了虚心实腹，即使胸不向前突出也可大量吸气，其效果就是含胸，同时背部就会产生自然而然向上拔的感觉，这就是拔背。所以能含胸就能拔背。

虚灵顶劲与含胸拔背是因果关系。其实，所谓虚灵，就是虚而不实之意，它只能是一种感知，而不是任何的臆想。气沉丹田，气足，有时你会感到头顶百会之上若有若无的丝丝气息，气若游丝，依此感受而虚虚领受，并随之调整身形，以便上下贯通。

还有人问含胸拔背与节节松开有什么关系。节节松开，最重要的就是以命门为核心，命门以上一节节向上松开，命门以下一节节向下松沉，这才能做到含胸拔背。随着内力的增加，四肢关节也会产生气垫现象，由气垫催生四肢关节节节松开。膝关节产生气垫的人，练拳或者双盘时膝就不会痛。

笔者常常提醒学人在修养时要绷直两手及十指，绷紧，绷紧后再放松，手臂及十指就会产生微胀微麻感，这就是初级气感。在整个修养过程中都要保住这种气感。

还有人问是不是所有的部位都必须松。也不一定，只是胯一定不能松，要用意念使它尽可能内缩。这个内缩不是只做出个动作来，而是一定要用意念体会。胯的内缩你能够做到了，提肛就跟着做到了。这就有整劲了。如能气沉丹田，丹田内气鼓荡，内气就能出肾入肾。

静为入动为出，蓄为入发为出。为静为蓄时吸气、收腹、提肛，似以向上吸拔之气上行到命门处“入肾”；运劲发劲时，脚掌脚跟向下蹬，地面产生的反作用力，传经腰胯的枢纽运转，由命门把吸聚来的劲气传导到发力点，即“出肾”。

现代运动以西式运动为主，和东方传统的基于丹田、气脉、定力等概念的修养有极大区别。例如很多现代运动分离身心、分离手脚，如踢足球时手不会累。现代瑜伽也一样，练腿的只是练腿，打坐和手无关，这就变成局部用力，其余的部位无所事事，如此必然无法形成合力，也就是整劲。机体有自我代偿的本能，力量不够，就用柔软性来代偿；柔软性不够，就用筋膜移位来代偿，故此许多人看上去姿势很好看，但越练隐藏的病越深，为什么？因为无法“一气周流”（清代著名医家黄元御先生在著作《四圣心源》中提出“一气周流”理论体系）。

但凡修养，均须精神专注、身心和谐、制心一处、心无旁骛。人内在的力、气是极为有限的，一旦消耗过多就会精疲力竭，而所谓“周天”“坐忘”“禅定”等概念都是说修者和宇宙运动循环起来，会借身外的气力和自身的循环结合，和宇宙交换能量。我见过一位舞者，身体状态从外表上看很好，柔软有力，平衡性也好，但髋骨已经严重变形。为什么呢？因为这位舞者每天局部拉筋，局部用力，左腿柔软就死劲练左腿，力用偏了没有形成贯通力，看上去的柔软只是浅筋膜在本能代偿，这就是拆东墙补西墙。

专注是定，在正道上保持专注会涨功。智慧从定力出，但有定力不一定就能生慧。修定是一切修法的共法。

我们还要清楚平时的修养和涨功的修炼是不同的，平时修养是为了给涨功专修打基础的，故此平时修养以动为主，练习打坐时疼得龇牙咧嘴也无妨，因为这是为了提高耐受力、柔软度、爆发力和矫正筋膜、纠正姿势等。拉伸筋膜时，身体会有一层层被撕开一样的撕裂感。这都是需要克服的，疼痛能帮助我们提高感知力。

东方修养说的强骨，不是依靠锻炼肌肉带动骨骼强劲，强骨的重点不在肌肉锻炼上。从身体角度说，强骨是强健身体的深筋膜。人出生后，行住坐卧的各种习惯性姿势几乎都不正确，深筋膜会逐渐变形。很多普通人不了解什么是正确的姿势，故此大多数人的脊柱、关节都有问题，力发不完整。近年来，中国社会的审美观西化，受影响最大的是女性，穿丝袜、超短裙等，无一不伤身，穿高跟鞋更是使人身体前倾、翘臀折髋。

曾有人问，为什么西方女性可以不坐月子，不怕寒气。东西方人的体质本无可比性，东方人偏阴性体质，故此自古以来的生活传统就是特别注意防风防寒，衣服最好有领有袖有裤腿，饮食方面吃冷菜要配温酒、饭前要喝热汤等。然而现在能保持这种生活习惯的人还有多少？现代人脊椎变形、骨盆前倾虽然普遍，但很少引起人们的重视。脊椎的变形导致了上下肢和躯干的连接处淤堵，进一步造成髋骨错位、关节变形、背部肌肉紧张、筋膜僵硬、脾胃失调、肝胆不利、心肺不畅等各种后果。然而，多数人是头痛医头脚痛医脚，不痛时就敷衍过去，痛时再想办法缓解。因为缺乏名师指点，许多人是以病姿运动，不仅伤身，还会导致新的问题。

运动也好，练功也罢，无论干什么，掌握正确的方法极为重要，否则会越修越偏。如果不明白运动和生命的深层关系，不明白阴阳的对应状态，不明白身体深浅的相应关系，不明白气息循环的生克关系，不明白虚实转换的交替关系，学人很难得到大突破。

强骨，是不偏不倚的强：关节内津液充盈，身体内水火平衡。通过修养刺激深筋膜，帮助关节、筋膜正位，重点是通过调整深筋膜帮助骨骼正位。有些动作旨在拉伸韧带，并不是为了调整深筋膜，其实拉伸韧带也是有一定危险的。正确的修养是不应该直接作用于韧带的，韧带属于致密结缔组织，一旦拉伤就很难修复。修养时调整深筋膜，如果修习得法，身心会有酸麻酥痒等奇妙感受，甚至会感到骨关节内的气体源源不断地排出，内循环生成源源不断的津液，这对稳定神经系统、强健消化系统、平衡代谢系统等都有直接影响。

为什么要从修身入手

东方生命修养的精髓是身心皆向内走，不在于架势是否好看，不在于姿势是否完美，更不在于套路有多少。东方生命修养炼的是精，动的是髓，提的是气，养的是神，通过疏通身体配合心法修炼，最终作用于意识和念头，从而修身养性。这是生命修养中最精妙、最不可思议的“转化”。

从生理学角度讲，肌纤维按照收缩的特性可分为两种类型：慢肌纤维和快肌纤维。这两种肌纤维在肌肉收缩速度、收缩力量和耐力水平等方面都大有不同。快肌纤维在人体皮下的浅层，刻意针对其运动训练后能很快看到效果。它爆发性强，训练见效快，是健身与竞技运动的着重训练点，但它的特点是持久力不强。

慢肌纤维是普通运动作用不到的。它收缩速度慢、收缩力量小，但持续时间长，不易疲劳，并能起到贮氧作用。鱼、蛇、龟等动物身上几乎没有块状肌肉，它们的肌肉是均匀分布的、流线型的。鸟类翅膀也是流线型的，虽然腿上有大块腱子肉，然而鸟却很少用腿，能保持长时间的飞行不累，靠的是翅膀发于深层的力。有人认为游泳运动员成天泡在水里，应该和鱼一样发力才对，其实完全不同。游泳运动员的体形是倒三角，斜方肌和肱二头肌特别发达。鱼游泳则不靠肌肉而是靠鱼尾摆动。可以说，现代游泳运动是人为游泳，鱼是无为游泳，而古人学的是无为游泳。

庄子曾说“忘”是游的必要条件，“忘我”才能与水合一。鱼在水中是忘水的，此即“无我”，“无我”才能“无物”。“忘”是活在当下的生命观，没有“忘”，就无法展开“游”的逍遥。如《庄子·内篇·大宗师》云：“泉涸，鱼相与处于陆，相呴以湿，相濡以沫，不如相忘于江湖。”子贡曰：“然则夫子何方之依？”孔子曰：“丘，天之戮民也。虽然，吾与汝共之。”子贡曰：“敢问其方？”孔子曰：“鱼相造乎水，人相造乎道。相造乎水者，穿池而养给；相造乎道者，无事而生定。故曰：鱼相忘乎江湖，人相忘乎道术。”

江湖浩瀚，鱼在其中优哉游哉，彼此相忘，仿佛无情无爱，可一旦泉源断绝，河湖干涸，鱼儿们就会在陆地上彼此吐沫相濡共度危难，呵气相湿互相亲附，特别感人。世人就迷惑在现象里，以为这就是情，而忽略了“相忘于江湖”才是大爱，能自由遨游于水里的鱼儿才是真逍遥。

庄子生活的时代，战祸连年、危机四伏，处处充斥着尔虞我诈、蝇营狗苟，“逍遥游”不是得道成仙、肉体的飞升，而是在波涛汹涌的人世，获得精神的逍遥，“寄沉痛于悠闲”。修养注重无为而治，然而在达到无为的境界前，我们要学会如何使用身体。西方运动以训练快肌为主，而东方身体修炼主要令慢肌发挥作用。为什么叫慢肌？因为大脑支配慢肌纤维的运动神经元较小，所以传导速度慢，对骨骼的作用也就强而持久，骨骼会由于慢慢适应大强度的刺激变得更加致密，致密才能保护骨骼，使其不受外力损伤。

另外，肌肉可分为随意肌、不随意肌和半随意肌。随意肌受意识控制，如胸大肌、腹肌等。不随意肌不受大脑意识控制，如心肌、肠肌等。半随意肌可受控制，也可不受控制，如胸腔中负责呼吸的横膈肌等。快肌和慢肌、随意肌和不随意肌的关系就是虚实、阴阳的关系：快肌动时慢肌不动，慢肌动时快肌不动；随意肌为实，不随意肌为虚。这些肌肉由于在身体内深浅不同，刺激骨膜的作用也不同。快肌刺激性强，负担也重。如果曾经大强度地训练快肌，那么一旦停止训练，快肌萎缩的速度就会相当快。如果背肌萎缩，首先受到影响的是脊椎。

东方修养，不论是道家修命、禅门修定还是儒家修身，都是从身体入手，只是入手点和现代运动不同。习者和运动员不同，要首先学会使用平时根本不用的慢肌，学会如何保持动中静、静中动，通过一系列修炼使半随意肌、不随意肌最终能听指挥。这个指挥的牵引力在筋膜。筋膜是附着于骨而聚于关节的，也是联结关节、肌肉的一种组织。筋膜坚韧刚劲，对关节、肌肉等运动组织有约束和保护作用。它分为皮下筋膜（也就是脂膜）、中筋膜（也就是包裹肌肉的浅筋膜）及深筋膜三种。

强骨，须修炼深筋膜。深筋膜与附近的肌肉或肌群、腺体、大血管和神经等形成筋膜鞘，它对腺体的作用直接反映在代谢系统、淋巴系统和内分泌系统上，并可以由此影响到中枢神经系统。深筋膜能帮助身体恢复强大的自我更新和修复能力。

现代运动主要作用于肌肉、皮下筋膜，对深筋膜几乎没有作用。能作用于深筋膜的力是内力，其特点是持久、深入，唯有这股力能带动真气运行。我们丢块石头进湖水，石头往下沉是力，溅起的水花就是气。我们拍皮球时怎样才能令球蹦得更高呢？当然得往下用力拍才行。同理，由于气游离不定不好把握，修真气必须从内力下手。

然而力是无法直接作用到气的，力和气中间的桥梁就是深筋膜。稳定持久地修炼深筋膜时，修者会明显感觉内力充沛，身体经常会像触电一样有酸麻感，像有一股股电量不同的电流在体内游走。

深筋膜引发气的牵引力，力往下，气往上，力前升后降，气后升前降，如此，周天就转动起来了。气机生发，水火既济。我们前文讲了虚实的用心处，力是实，气是虚，故此修炼用心点是在虚处，即气。反复体会气的升降，修炼时心意识像雷达一样在全身上下扫描，将心意识集中在那些痛点上，然后像水中的涟漪一样，一次次、一层层将在身体里游走、不断变换位置的一个个痛点晕开，扩散出去。长此以往，内力会越来越完整。

树是怎样吸收雨水的？雨水由地面渗至地下，均匀流散到地底的微细树根，再通过树根吸收并沿着树干往上输送到枝干。那么为什么枝干自己不吸收水分，而要绕这么个大圈子呢？如果枝干自己能吸收水分，大树的各个部分如何能得到均匀的滋养？为了让每个枝节得到相同的营养，就得兜那个大圈子。那么人体呢？要想让每个细胞都均匀受滋养，局部用力是不行的。滋养大树的有从树根往上输送的水，还有树叶通过光合作用往下输送的有机物。水是实，气是虚，实升虚降，虚实之间，大树枝叶繁茂。

人的能量又何尝不是如此？深筋膜作用于骨，有强健骨骼的功能，是负责往上送水的树干。力由脊发，具体说是由腰部命门的区域发，之后通过会阴向上提升。而吐纳、导引等气的作用，就像树在进行光合作用，需由上丹田采集，通过百会向下灌输。明白了这个诀窍，那么无论修炼打坐、打拳、行禅还是太极、导引，都可以逐渐打通力和气的循环通路，再左右扩散突破关隘。

不过打通力和气的循环通路时还有重要关隘要突破，就是各个关节。骨和骨的连接点在关节，骨的灵活靠关节。骨与骨之间的关节，一般一面为凸，另一面为凹，此即阴阳两股力量形成合力，相互适应，帮助缓冲外界冲击，给骨伸缩腾挪的空间。但关节的另一层含义是：关，是截。这里既是骨的灵活处，也是截留处。如果人长期局部用力，发力不均匀，动作有偏，力会在此被截留，形成身体中的各种内耗和内斗。关节中空，易存寒气、湿气。寒湿、邪毒存在关节里的时候，关节就不空，身体发出来的力将被阻隔、抵消，导致神经传导不畅，气血流动受阻，身心不能一气贯通。

每一次不正确的训练都会在关节处留下残存的垃圾。所谓调身，基础就是运用逆向的扭结、挤压、震荡、清淤、排毒，来重新梳理身心，从宏观、微观上清理各种淤堵。现代运动过分强调力内收，力内收容易形成好看的块状肌肉，看上去很健美，然而深层的问题却被掩盖了。为什么东方传统的修养不用内收法呢？浅表肌肉发达的人，肉体会过实，块状肌肉会阻挡身心体验微妙的感觉。注重了实而忽略了虚时，身心的通道会被拦截，身心就不会敏感。长期训练浅层肌肉后，肌肉结成一个块，就不可能同时向同一个方向发力。肌肉在训练时是紧张的，并且训练效果有临界点，到了一定程度，肌肉就不能再强化，每块肌肉的收缩紧张会相互影响而抵消。我们要知道，肌肉细胞不可能永远保持分裂成长下去，到了一定年龄，无论怎么锻炼，肌肉也会逐渐退化。

意识到问题，就要转换思路，要学会化解体内的实火，理顺肌肉纤维，由浅入深，将变形筋膜正位，将僵死的筋膜层层松开。这是特别难受的过程。有时候抽筋发抖，像五马分尸一样痛苦。修者必须把习惯性的死劲化掉，调动体内的真气，让它灵活流动起来。由表及里，由点到线，由线到面，由面到体，由宏入微，由微入整，经皮、肉、骨、髓周流循环代谢生发，始得真气充盈。

身体真正的放松是深筋膜的放松，真正的心灵放松是放下了“我”。身体松而不懈，实质是改变人体本能的紧张、本能的条件反射等习惯，如此，身体各部位就能贯通、内旋、发散，有浑然一体的整劲，不再用大脑指挥局部肌肉，形成硬碰硬的死劲，而是集合微妙之力，觉察虚冥之微，由虚灵圆活的内力带动身心，与天地接通一气。这时候，骨子里的寒、湿、重、沉、乏、疲的感觉很快就会消失，心神里的不安、担忧、急躁、恐惧也会转化，虚心若鉴，朗照乾坤。

西方人喜欢的动物是恐龙、黑熊、狮子，这些都是肌肉型的，而中国传统的吉祥动物是仙鹤、凤凰、龙、蛇等，线条优美，灵活优雅。现代的训练方法，会让人练得像铁甲威龙一样威猛，这属于西方人的审美观。而运用东方修养法修出的是仙风道骨式的轻盈，看上去瘦弱的人精气充沛，其精髓是身心皆向内走，不在于花架子多好看，不在于姿势多完美，更不在于有多少套路招式。内修、内治炼的是精，动的是髓，提的是气，养的是神，通过疏通身体，配合心法修炼，最终作用于意识和念头，从而修身养性。这是生命修养中最精妙、最不可思议的“转化”。

现代运动中，运动者常常大汗淋漓、气喘吁吁。元修养不主张心跳加速，呼吸急促。如同用一个杯子接水，如果水龙头开到最大，水流过急，很多水都溅到杯子外面去了。实际上，细水长流才能接满水。修养讲究“随风潜入夜，润物细无声”。真正作用于身心的修炼，必定不会是大口喘气、龇牙咧嘴、又哭又闹的。许多人身体的发力是断裂的，出力忽大忽小，呼吸忽快忽慢。要知道，生命体临死时才会挣扎，如虎口下扑腾的绵羊、岸上缺水的鱼儿、被卡住脖子的人……正常的身心修炼绝对不是扑腾的，一定是稳定的、一致的。修养好的人，其心跳、呼吸应该越来越慢、越来越绵长，气血越来越平和，经络越来越通畅。

第四讲

易筋十八式

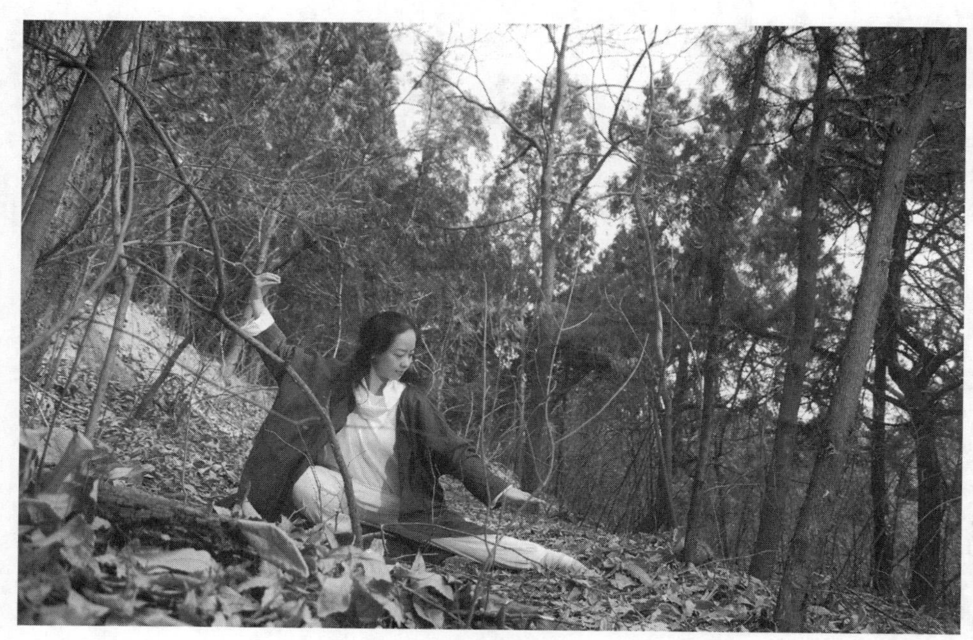

易筋十八式

脊柱为什么重要

元修养的体位在于正脊骨，使24节椎骨灵活畅通，有病医病，无病延年益寿。这些理论和中国传统医道有相似之处。中医认为，任督二脉左右各一寸半处有几十个重要穴位，经常以气去疏通任、督、冲三脉，能增强身体素质。

元修养是根植于东方智慧的生命修养。元修养能使人的心灵更精细，更扩展，更善于运用身体做精细的活动。例如，练习倒锁莲之头肩倒立时，对喉部的甲状腺施加强压，可以让甲状腺得到到位的按摩，不断提升它的功能。同理，头倒立的时候，对头顶部施压，会不自觉地唤醒潜能，帮助打开深层次的知觉，而这是身体在未进行元修养时做不到的。

人体的脊柱共有24节椎骨，颈椎7节，胸椎12节，腰椎5节。所有神经脉都起源于脊髓。元修养的体位在于正脊骨，使24节椎骨灵活畅通，有病医病，无病延年益寿。这些理论和中国传统医道有相似之处。中医认为，任督二脉左右各一寸半处有几十个重要穴位，经常以气去疏通任、督、冲三脉，能增强身体素质。

元修养尤其注重在修炼初期恢复脊柱的正常功能，正骨先从正脊开始。通过脊柱的旋转屈伸、出入息带动四肢、内脏运动，帮助脊柱正位。椎骨是通过椎间盘、韧带及肌肉群衔接在一起的。脊柱之所以能在一定范围内自由活动，靠的是脊柱附近诸多肌肉群和韧带的收缩伸展以及椎间盘运动和髓核的位置移动。当脊柱向前弯曲时，髓核被挤到后方，脊髓变得细长，此时棘间韧带、棘上韧带的紧张度提高；当脊柱往后仰时，髓核被挤向前方，椎体小关节的压力增大，前纵韧带的紧张度提高，此时棘间韧带、棘上韧带变得松弛；当脊柱侧弯时，同侧的小关节负重加大，对侧小关节、关节囊及韧带都处于紧张状态；当脊柱旋转时，各韧带的紧张度都将提高。人体的各种运动，如俯、仰、屈、伸、折叠、开、合、旋转等，在脊柱上的表现只有四种，即屈、伸、侧屈、回旋。任何人体动作都是脊柱的这四种基本运动与上下肢运动组合而成的。元修养的易筋十八式重点就在脊柱的正位，结合站、坐和卧的不同体式，构成了自主易筋正位的几个步骤。

屈，是脊柱以冠状轴为转动轴，在矢状面上向前弯曲或由后屈返回并继续向前弯曲的运动。

伸，是脊柱以冠状轴为转动轴，在矢状面上向后弯曲或由前屈返回并继续向后弯曲的运动。

侧屈，是脊柱以矢状轴为转动轴，在冠状面上向左或右弯曲的运动。

回旋，是脊柱以垂直轴为转动轴，在水平面上向左后或右后，或由后向前返回的运动。

现代医学认为，人体的一切活动都是由神经系统指挥的。作为中枢神经系统重要组成部分的脊髓，从头至尾贯穿于脊柱正中的椎管内。植物神经也称为自主神经，是支配内脏、血管、腺体等器官的神经，是人体神经系统的重要组成部分。植物神经系统和脊柱有着不可分割的密切关系。植物神经的节前神经元在脊髓的侧角和前角内，节后神经元在脊柱的两侧或脊柱的前面。可见，植物神经是与脊柱紧紧捆绑在一起的。因此，脊柱和脊柱两侧深筋膜将对植物神经产生直接影响。无论是哪一节脊椎骨出现异常，譬如长骨刺、小错位、椎间盘突出，或是脊柱周围韧带、肌肉、筋膜损伤，都会影响到脊髓，进而影响到植物神经系统。如颈椎病可引起头晕、头痛、耳鸣、失眠、健忘、易怒、高血压等；胸椎不正常可引起心脏病、动脉硬化、肺炎、胃病等；腰椎不正常可引起下肢麻木、腹泻、肝病、贫血等。

脊柱是人体的支柱，由椎骨、韧带、脊髓等组成，具有支撑身体、保护脊髓及其神经根的作用。脊柱修养能增强内力。脊柱的伸展折叠，牵动任督二脉。督脉，有总督诸阳经的作用，贯通四肢百骸。它行于背部正中，为阳脉之海。任脉则行于腹部正中。元修养中有许多动作就是脊柱的前后伸展折叠运动，尤其是引腰前伸，可提升脊柱各关节的柔韧性和伸展度。此外，经脉循行于人体各处，是人体的总控系统。《黄帝内经》中说，经络对人体起着“决生死，处百病”的作用，并有“经脉者，行血气，通阴阳，以荣于身”之说，强调经络经脉遍于全身，是人体气血津液运行的通道。无论是任督二脉的运行，还是分布于脊柱两旁或交叉于脊柱而循行于全身的经络，无一不与脊柱有着密切的关系。如果脊柱位置异常，就会直接影响到经络的通行。经络不通则气血凝滞、营卫不和，个别部位的功能变化最终会影响到全身，进而产生疾病。

脊柱正位是易筋的关键，通过提高和平衡脊柱两侧肌肉的力量，可提高脊柱周围韧带组织的柔韧性、协调性，改善脊柱及其周围软组织的血液循环，加速代谢，延缓脊柱组织结构老化，增强脊柱和椎体的稳定性，强筋骨，通关节。

练易筋十八式，体悟生命奥秘

古语说“水停百日生虫”，生命又何尝不是呢？一旦停止了成长和变化，生命就容易沉沦在黑暗的沟壑里无法自拔。易筋十八式是互补的。生活中既需要菩萨低眉，也离不开金刚怒目，在低眉和怒目之间，更需要悟后起修的回旋力。

易筋十八式里修养脊柱的动作主要有如下几种：

（1）脊柱屈：深吸气，然后在呼气的同时低头，下颌内收，眼睛下视鼻尖，含胸，两肩内扣；收腹，敛臀，尾闾内扣，腰背向后拱出；两小臂内旋合拢至小腹前相对，两掌心向外；两膝微屈。当脊柱屈至不能再屈时，整个腰背部和腹部肌肉在吸气时用力至完全紧张，呼气时，两小臂放松地边外旋边打开，同时抬头、松腰、尾闾下沉，脊柱伸直，两膝伸直。

（2）脊柱伸：深呼气，在匀速深吸气的同时尾闾向后上挑起，臀部向后翻，展腹，挺胸，两肩胛骨相靠拢，抬头塌腰，两臂边外旋边侧后举，两掌心翻至向外，两膝渐至伸直，继而吸气用力，呼气放松，反复练习几次。最后，两臂边内旋边收回，低头、敛臀、收腹。

（3）脊柱侧屈：上体向左（或右侧）侧弯曲，髋关节保持位置不变，尾闾配合侧弯曲动作向同侧顶髋。

（4）脊柱回旋：转动过程中，两髋关节保持固定不动；上体向左（或右）后转动，两眼平视远方，尽力向后转动；保持上述姿势不变，吸气时，脊柱回旋肌用力，呼气时放松，反复练习几次；最后，呼气配合放松。

这些动作之后又称脊柱组合动作，也可以分解为脊柱先屈后侧屈、先屈后回旋，先侧屈后屈、先侧屈后伸、先侧屈后回旋，先回旋后屈、先回旋后伸、先回旋后侧屈等几种组合法。如易筋十八式中的“回头是岸”就是脊柱先回旋后屈，身体左转就是脊柱左回旋，右手摆至左髋关节外侧时，低头看手，这是脊柱屈的动作。因此，做这个动作时，尾闾要向前上翘，配合低头，使脊柱屈。

除此之外还有脊柱混合动作，例如脊柱环转，就是脊柱的单一动作连续进行，有向左环转和向右环转两种方法。其要领是首先明白脊柱是一个直的圆柱体，头部为圆柱体上端，尾闾为圆柱体下端；其次，在脊柱环转时，脊柱圆柱体的中间部位固定不动，相当于一条以头部和尾闾为端点的线段，脊柱环转就是围绕脊柱线做圆相环转运动。整个运行路线就是头部和尾闾在水平面上，同步同向在脊柱线的中点上面和下面划了两个相同的圆。理解了这一点，就掌握了易筋十八式里“摇头摆尾”动作的内涵。这一式动作由右向左摇，从马步开始，上体向右倾，这时，脊柱线是直的，低头看右脚时，脊柱是屈的，脊柱线两端向右前弯曲；当头摇至身体正前方时，脊柱线的两端向正前弯曲；当低头摇至左侧时，脊柱线弯向左前方；抬头的同时，尾闾向后上方翘，脊柱线同时弯向后上方，因此称之为“摇头摆尾”。当然还要有脊柱的全方位动作，也就是把脊柱的单个动作与组合动作逐一地、连贯地做一遍。

最后当然少不了脊柱的蠕动。蠕动有两种，其一是以冠状轴为转动轴，在矢状面蠕动，因此称为屈伸蠕动；其二是以矢状轴为转动轴，在冠状面上蠕动，因此称为侧屈蠕动。脊柱的蠕动是以每两节脊椎骨的运动为基本运动单位，其实质是对脊柱屈、伸、侧屈、侧身动作顺序与节奏细化的结果。屈身蠕动的目的是对椎间盘的前后进行挤压或松开。由预备姿势开始，脊柱先自然弯曲，敛臀，收腹，含胸，低头；然后沉裆，尾闾由前上翘向下、向后划弧，即向后翻臀；继而塌腰，再展腹，而后再挺胸、肩胛骨内靠；最后抬头，直至脊柱尽力拉伸。接上个动作，先沉裆，尾闾由后上翘向下、向前划弧；继而松腰，再收腹，而后含胸、扣肩；然后颈椎屈，低头；最后恢复至预备姿势。如“风摆柳”就是脊柱屈伸蠕动。侧屈蠕动和屈伸蠕动类似，唯尾闾向侧上翘，头向侧屈。

学人通过对上述脊柱锻炼方法和动作要领的理解熟悉易筋十八式动作，以提高对脊柱的认识，掌握脊柱运动的规律。元修养认为，每个生命体都与浩渺无边、深不可测的宇宙息息相关。我们置身于宇宙中，宇宙的信息就会围绕在我们周围。而无论古印度文明还是中华文明，都在启发人如何与天地自然和谐相处。

元修养是一门功夫，然而没有哪一门功夫是独立的。我们这里要修养的不是体式，而是它包含的外壮、内壮、动功、静功、炼形、炼气、炼意等传统功夫。

定力，是元修养之本。用易筋法柔筋正骨，帮助气血运行，能于动态修炼中体会到至道。

易筋十八式，是动静平衡的修养法，学完了，要领会易筋的核心秘诀。正如水有三态，以此三态可化万形。如果水不能随境赋形，那就不是“水”了，而是特定的“湖水”“小溪”“冰雹”“水汽”等。一条河流，从雪山上流下来时是冰水，之后为了奔向大海，因为河床的地形不同，有时是温和的缓流，有时是奔腾的激流，有时是转速不同的漩涡，无路可走就成瀑布，遇到石头就曲折包绕……水，变化万千而奔流入海，滋养万物而几近于道。

易筋十八式，从性质上说，有的如滔滔不绝的河水，有的如坚硬寒冷的冰块，有的如若有若无的雾气；从状态上说，有的如温婉宁静的湖水，有的如飞流直下的瀑布，有的如暗流汹涌的漩涡；从起用上说，有的如清澈透明的水面，有的如波涛翻滚的巨浪，有的如时聚时散的彩云……修养的过程是体悟生命的过程，生命便犹如水一般，如果常停留在一种状态里便是死水一潭。水在上下、缓急、冷热、高低等变化中最终生养万物，千里奔流入海，再通过日照腾腾上升为云，这就是生生不息。生命一旦被固定在某一状态，就会变得僵硬和狭隘。古话说“水停百日生虫”，生命又何尝不是呢？一旦停止了成长和变化，生命就容易沉沦在黑暗的沟壑里无法自拔。易筋十八式是互补的。生活中既需要如菩萨低眉，也离不开金刚怒目，在低眉和怒目之间，更需要悟后起修的回旋力。回旋之力乃动力，此谓“反者道之动”。刚柔是二,二因回旋力而能转为“易”，即成“刚柔相济”“水火相融”。生命因“易”而“能动”，“能动”则为应机而发的三,三则万物生长，生机盎然。

《易筋经》在民间的流行高峰是明末清初，坊间有各种版本。现流传较广的是经清人潘蔚整理编辑的《易筋十二式》。此外，清人祝文澜将坊间《易筋经》与手抄本《服气祛病图说》合编，撰名为《少林拳术精义》。其时流传的《易筋经》只有经义部分与神勇部分，神勇部分乃外壮功夫。虽然《服气祛病图说》与《易筋经》关系不大，但先练《服气祛病图说》，后练神勇部分则可中和外壮流弊，在当时真本未流出时也不失为一种选择。

还有大文堂藏本中，有清人周述官版，也属于《易筋经》支流里十二大劲的范畴，可以起到提高劲力的作用。其分为头套、二套、三套等图说内容，内容完善。周述官还有一本《增演易筋洗髓内功图说》，是《易筋》《洗髓》二经之全本，比较全面。然而对于普通修养者来说，还是只见其形不得其心，心法部分还需明师指导。清人王祖源的《内功图说》，属于《易筋经》的极简化版本，是古代少林寺为了满足世人对《易筋经》的好奇心和觊觎而公布的版本，从真传版本里摘出的“易筋十二式”也得以在民间流传。但这些都是姿势简单的经络运动操，练起来只能起到保健作用。

在流行于明清之前，《易筋经》的核心思想和修法已普遍流传。

“易”是变通、变化、变易、改换、脱换。“筋”指筋骨、筋膜，是骨节之外、皮肉之内，四肢百骸中无处不有而联络周身的深筋膜。人之行住坐卧皆能自如且灵动活泼，皆筋之功用，由此可见筋对人体之重要。“经”则是法典之意。《易筋经》本意是易筋、正筋、柔筋的法典。人之有病，皆因烦恼日多，肢体渐懒，或安逸享乐，懒惰不动，或肥腻充食，难以散化，或四大（地大、水大、火大、风大）不调，诸病乃生。此时应知涵养生命之根本，调和阴阳动静，和合身心。易筋正骨乃是修养者必备的功夫，经过修养使筋脉随功行变易，达到外脱换、内清虚和合筋脉的作用。

虽然从古至今《易筋经》的版本很多，但大都是外功，内功非常罕见。真正的易筋是内功心法。外功讲的是动作，这高那低，抻筋拔骨。内功讲心法，不单单是体式变化与运行经络那么简单。元修养是内外兼修，身心同养，学人以经络走向和气血运行来指导气息的升降。在身体曲折旋转和手足推挽开合过程中，人体气血流通，关窍通利，从而使血液循环畅通，增强人体内脏的功能，实修生命逆生长。

元修养中既有瑜伽功夫，也有太极功夫。可以说，易筋是修养的心法，太极是生命的皈依。元修养的图就是太极图。陈抟真人得吕洞宾之传，融会贯通了《无极图》，之后周敦颐（1017—1073）得法。周敦颐是修禅的大儒，也是宋理先师，他融合了儒、禅、道三家之法。我们现在见到的太极图就是周敦颐先生所传。许多人不明白无极图和太极图为什么不同。无极图涵括了修炼之奥妙，它自下而上，内含逆法修道之理。黄宗炎在《易学辨惑·太极图说辨》中云："就其图而述之，其最下一'○'名为元牝之门。元牝即谷神也，牝者窍也，谷者虚也。……在修炼之家，以元牝谷神为人身命门两肾空隙之处，气所由生，是为祖气，凡人五官百骸之运用知觉，皆根于此。于是提其祖气，上升为稍上一'○'，名为炼精化气，炼气化神。炼有形之精，化为微芒之气，炼依希呼吸之气，化为出有入无之神，便贯彻于五脏六腑而为中，名为五气朝元。行之而得也，则水火交媾，而为又其上之，名为取坎填离，乃成圣胎。又使复还于元始，而为最上之一'○'，名为炼神还虚，复归无极，而功用至矣……"也就是说，第一圈最下方的"○"是"元牝之门"，是我们修养发动内部热能团的起点，也是道家修养百日筑基的始处；第二圈是将后天之精化为先天之气，再将先天之气化为先天之神之处，这一层功夫叫"炼己"；第三圈是五行之气混合之象，指肝（木）、心（火）、脾（土）、肺（金）、肾（水）五脏之气攒簇为一，称"五气朝元"，又称为"和合"；更上一圈，系由坎离二卦变形而成，叫作"取坎填离"。到此，学人体内已经周流遍布真气，水火相交，渐成纯阳之体。

“松”，可以重塑身心

修后身心都会达到真正的“松”，这是身体从内部改造、重新调整身心的过程。可以说，每一次的“松”都是一次重生。什么重生了呢？各关节、肌肉、骨骼、气血都更新了。

按中医思维，“纯阳之体”是真正健康的。对修养者而言，何谓“生阳时”？生阳时便是最静时。从时辰上说，子时为佳；从季节上说，冬季为上；从身心上说，清净心为本。无极图上最上面一层的圆圈，称“炼神还虚”，也就是修者复归于无极，合于虚空，契于大道之时。

有人问，易筋十八式练完，身体应该有什么反应。答曰：松下来。虽然修养的过程中有许多的时候需紧绷身心，但修后身心都会达到真正的“松”，这是身体从内部改造、重新调整身心的过程。可以说，每一次的“松”都是一次重生。什么重生了呢？各关节、肌肉、骨骼、气血都更新了，逐渐能为我所用，这样才能随意舒心。普通人周身的细胞、关节肌肉并不听话，不仅身体不听话，情绪与心念也不听话。所谓易筋心法，不在于民间流传的“十二式”，而在于改造重生。

从生命的规律来看，一切生长都是在“松”的情况下发生的，只有熟睡时大脑才能分泌生长激素，帮助身体的肌肉和细胞修复再生，同时降低身体内皮质醇的含量，减少对蛋白质的破坏。从修养的角度讲，“松”能产生和熟睡同样的效果，促使大脑分泌生长激素。这也就是说，如果身体松不下来，老是处于紧张状态，那么身体细胞修复和蛋白质生成就无法进行，肌肉松弛、脏腑老化、眼神散乱、激素分泌失衡、气血不畅……这些问题出现时，何谈精神清晰稳定？

那么，“松”的要领是什么？首先，松不是专注，身心保持着任性合道的觉知，属于自然流动，没有任何刻意而生的心念，更不会告诉自己“我要放松”，所以不必去集中关注某一点，就这么由自然流动的觉知带动着便可。我们该如何达到“松”呢？修养时，意念如秋阳照身，全身酥暖。如起势时，双脚张开与肩同宽，双脚掌平行，双腿略下，身体重心在腰。双手置两腿旁，虎口对大腿中线，前四指微向上翘，使头顶百会、下身会阴及双脚底涌泉，三点连成一直线。通过调息先松百会，再松会阴。初修时的重心在涌泉，脚跟是微虚的，上身挺直，收腹夹臀，如贴墙站立一般，浑身暖而不热，呼吸缓而不急。有些人不懂气的变化，喜欢带学人去风景宜人的户外山川修行，其实这不太适合初修者。初修者修养时要注意，不要在风口修炼，不要在瀑布下修炼，不要在寒冷处修炼，不要在水里修炼，不要在高处修炼。

还有的体式需要瞪眼。修眼力是元修养中特别重要的功夫。初期可先借用蜡烛光修炼眼光。待稳定后，在日常生活中看到一切植物、蓝天、雨水、风景时，都可以去感觉其内含的不同光芒，用以修炼自己的眼光和眼神。学人能融入松境时，开眼、闭眼、瞪眼皆在空灵与宁静中，这是无观之观的境界。不过，学人日常需常闭目养神，时时收摄眼光。眼神发散是耗神气的，收摄眼神是日常的返照功夫。

除了专门修养的时候，日常生活中如何修炼眼呢？我们每天睡醒后不要马上开目，应先用两掌掌心擦热后，将劳宫穴贴在眼珠上补气三五分钟。补气时，内转眼球左右各七次，补气完忽睁大眼，用两手大指背曲骨重按两眉旁攒竹穴三五分钟，再以双手摩两目颧上，旋转耳根穴，再以手从两眉中间印堂穴始，用指尖用力插入脑后发际数遍，最后起身跪坐，配合咽津，以两手按地，回头瞪眼向背，左右各五次，此谓之虎视。结束后，起身用隔夜凉茶洗眼。这一系列明目法修养每天十几分钟，长此以往，可明眸动人。

放弃也是功夫

把任何一种放弃都看成是损失，最终只会越来越恐惧不安，一遇到困难，就只想去抓救命稻草。不懂得放弃，就不懂得释放压力。压力、紧张、焦虑、猜疑、嫉妒其实都是“我执”。

物质生活的繁荣，使得现代人一方面享受着丰裕社会极大的便捷，另一方面，不免落入了前所未有的空虚和恐慌中。人们越来越缺乏思考能力，习惯于高科技生活，惰性日增，懒得动脑，一味随波逐流，顺流而下。

心灵越空虚、越追求物欲的人，“我执”越强。有什么方法可以战胜心魔呢？围棋高手对弈，很多时候输赢的关键在于谁更懂得弃子。弃子弃得越高明，则胜算越大。所谓高明，即懂得弃子之机，懂得何时放弃，懂得如何放弃才能体现弃子的最大价值。围棋之道便是弃之道。放弃不是不要，而是把握了舍与得之间的平衡。围棋高手之间，谁更懂放弃到极致以及弃子之机，谁才会赢。围棋新手都舍不得弃子，下棋总是情不自禁地护子，这是因为怕输。新手不明白，看得越紧越会输。绝对占有本就是绝对危险的，不放弃，岂能空？如果把任何一种放弃都看成是损失，那么最终只会越来越恐惧不安，一遇到困难，就只想去抓救命稻草。不懂得放弃就不懂得释放压力。压力、紧张、焦虑、猜疑、嫉妒其实都是“我执”，而“我执”，正是滋养心魔的土壤。

元修养，就是学会弃子的功夫。每一个体式真正做对了都会感觉忍无可忍。“感觉”其实都是成对出现的，阴阳是一对，动静是一对，出入和开合为一对。当你感觉忍无可忍时便是急速涨功时。比如阳和动似乎含义接近，其实属于事物的两面。在表现方式、方法上，阳在内，动在外；阳是内动，为眼不能见，而动为外阳，是眼所能见。再如骨骼与关节以及身体运动，这些都是外在能见的阳动；而内脏气血充足时其实也在动，如女子排卵便是典型的眼不能见之内动。学人感觉到的忍无可忍是外动，而涨功则是内动。

元修养实为阴阳、开合之道。所谓开，是指伸展。所谓合，是指收敛。所以修养时从体式上说不仅整体要有开合，一招一式、举手投足也各有开合；从内气上说，每一式皆有收放。由丹田外发运向手足四梢者为开，由手足四梢内收蓄归丹田者为合。从发劲上说，每一劲同时有顺逆，如由大拇指过手背，向小指翻转的顺劲为开；内劲由大拇指过手掌，向小指一侧翻转的逆劲为合。从肢体上说，身躯四肢伸展向外为开，向内为合。从阴阳动静上说，动而生阳则为开，静而生阴则为合；也就是说，由静到动为开，由动到静为合。从修养上说，起势为开，成势为合。从呼吸上说，吸为合为蓄，呼为开为发，通常我们说“合吸开呼”。不过，所谓“合吸开呼”，是说吸气时肢体屈缩，内劲蓄收；呼气时，肢体伸展，内劲发放。但这不是固定的呼吸法，如有些修炼则讲求“开吸合呼”，这是根据胸廓的扩张与收缩来区分开合的。由于着眼的角度不同，开合皆有不同。所以我们要理解，阴阳、动静、出入、开合皆是对立的统一，是相互依存、相互转化的。

元修养能不断增强修者的浩然正气，百炼钢化为绕指柔，最终雷霆起于侧而不惊，泰山崩于前而不动。如果无这种正气，就难免会恐怖仓皇、方寸大乱，这时根本用不着外界搅扰，因为世上本无事，庸人自扰之。

这里介绍元修养里的一些常用术语。

（1）阳掌：掌心向上。

（2）阴掌：掌心向下。

（3）起脚挂指：脚跟离地，踮起脚尖，脚趾抓地。其主要作用是有利于气道顺畅，对于通后三关有非常重要的作用。

（4）吐纳：吐故纳新，即吐出浊气，纳入清气之意。以鼻吸入体外清新空气后，口要闭上，牙齿轻叩，然后用嘴和鼻同时吐出浊气。

（5）吸下呼上。《易筋经》云："下而击之谓之吸，逆而行之谓之呼。下击者，气由正面降下而下击也；逆行者，气由背面逆而上冲也。"吸气时是以意领气顺任脉而下，呼气的时候领气顺督脉而上，使气便于回环，一呼一吸，行遍全身，完成小周天运转。

（6）握固：屈指成拳之意。大拇指抵掐无名指根节，其余四指屈拢收于掌心谓之握固。刚出生的小孩子两手是紧紧握着的，古人认为那是一种原始的无极状态。起功时握固可以使心气归一、神气内敛，既可以避免邪毒之气侵蚀，亦有接通先天之气的作用。

《易筋经》云："其所言易筋者，易之为言大矣哉。易者，乃阴阳之道也。易之变化，虽存乎阴阳，而阴阳之变化，实存乎人。弄壶中之日月，搏掌上之阴阳。"古人认为天地为一大宇宙，人体为一小宇宙，是既相感应又相通的。双手如坎离，分阴分阳，用掌来分阴阳，用吐纳呼吸来分清浊。无极者阴阳之母也，施握固来对应先天，以使真气不外泄，返归到无极之状态。

（7）开天门：指上下牙齿咬合，下颌稍微内敛，如果上下牙齿尖合一，会提升脸颊肌腱与神经的功能。上下牙齿一咬合，下颌内敛时，我们眉心的印堂穴就会打开，这就是开天门。深一层的意义是站桩时头顶百会穴里好像伸出一条无形的绳索，挂在虚空三尺以上，这样一来，我们的背脊骨就像宝塔一样堆砌起来，这也是开天门的意思。练太极拳的人都知道，这叫“虚灵顶劲”。

（8）地户闭：指提肛收腹。

（9）赤龙：指口舌。赤龙临虚是指舌尖要顶上腭。

（10）甘露：指练功时，口中不断自然产生的津液。从生理上说，舌根后有两穴，左为金津穴，右为玉液穴。舌抵上腭时，津液迅速增加，修养者时刻吞津以滋养全身，此津谓“甘露”，也叫“琼浆玉液”，是身体最好的补药。不过吞津时注意，在吞咽时，舌尖要抵在上腭上，颈部的韧带、肌肉不能松弛，胸与腰也不能松懈，吞咽时收缩关元穴与会阴穴。人们的精神意识普遍受外界影响，心猿意马、杂念纷飞，身心精神没有片刻安宁。如此一来，元气就会损失耗散，导致未老先衰，各种疾病也就乘虚而入。所以我们修养时须先养气，养气须“忘言”，“忘言”则气不散。修养好的人都会舌顶上腭，这个方法叫作搭“上鹊桥”。舌顶上腭则不能讲话，自然“止语”，从“止语”而“忘言”。至“忘言”境界，心就空明清净，从而达到“养气”的效果。为什么舌顶上腭能达到养气“虚心”的境界呢？因为人的任督二脉是分开的，在口中上腭部位有一条沟，这条沟就是通往任脉的气门。这个气门平时是闭着的，舌顶上腭就会把气门打通，顶住上腭，气门就通了。气门打通，口中津液会汩汩而出，吞咽时，味道有点甘甜。这就是“白云朝顶上，甘露洒须弥。自饮长生酒，逍遥谁得知”的意境。身体下半部任督二脉相交点为会阴，所以要提肛收腹让任督二脉相交，这叫作搭“下鹊桥”。“下鹊桥”搭上，腹部元气就充沛了，这才是“地户闭”与“实腹”的真意。任督二脉相交之后，气就养住了，也就是守住了精气。“养气忘言守”的“守”，是指自然而“守”。庄子讲“真人呼吸以踵”，也是讲意守足后跟部位。功夫到了，足部经脉通畅，病邪之气就会从足部自然排泄掉，足部空灵就能吸纳地之灵气。

（11）提举：向上提举有如扛鼎，学人如不能上，怎能顺势而下？向上不松，向下如何能松？修养者要深切体会，松功如高举珠，倏然而断；如断线珍珠粒粒下落；如灵珠走盘，圆活异常，节节贯串，鱼贯而下，方显活泼而不迟滞。松功炼成，行动犹如风摆杨柳，枝条随风摆动，而根能如如不动，以其柔韧而应物自然。所谓“行如风，站如松，坐如钟，卧如弓”便是此境。如此，便周身无一处不是关节，无一处不轻灵，无一处不坚韧，无一处不沉固，无一处不顺遂，通体无碍，丝毫无间。一处受警，该处立即应之，其他各处不受牵连；周身是圆，周身是心，均能应机反射。处处是手，通身是眼，方显生活中无处不圆活之趣，丝毫无迟重之虞，松下来，方能大自在。

那么为什么提举可以帮助放松？提举是一种直接的大脑刺激，通过提升身体的觉知力而刺激大脑。在提举时，觉知会逐渐在身体内游移，可以清理大脑的神经通路，能量流因此而更加通畅。注意，提举时要舌抵上腭，应该说，修养的大部分时间都要舌抵上腭。

（12）补漏：甘露最养阳精，精足则气足，气足神必旺。如果修养时忽略吞津，就失去了养气的一大原料。吞咽的过程，是气与意识在润泽各内分泌腺体，这些腺体受到滋养后，会分泌激素，促进阳精生发。修养好的人会时刻养津，常保持舌抵上腭状态，一段时间后，连晚上睡觉都是舌抵上腭的，这叫时刻等“消息”。等什么消息？其实就是等给身体输送阳精的消息。人们平常只有耗，没有养，只出不进，如何保证思维灵敏、身体健康、精气神足呢？修养里有改变面貌的诀窍，即用上门牙顶着下门牙，让它们对齐，这叫“天地相合”。该动作会调整人的下颌骨，使人面部下方端正饱满，达到“地角方圆”。天地相合的时候，我们的嘴呈抿嘴微笑状，两嘴角翘起，头两侧肌肉上提，可以用意念感受到一股气汇集到头顶百会穴，此谓“真阳聚顶”。想想看，石窟里的菩萨像都是这种状态。美的最高境界，其实便是有生猛不羁的灵魂，有慈悲为怀的境界，有穿越年龄与重重迷雾的不老童颜，这就是相由心生。人的面容是面部各条经络相互牵引、相互妥协的最终结果。面容是一身之阴阳作用的产物，其中阳占主导，因为头为诸阳之会，阴为次，所以通过“真阳聚顶”提升阳气，再通过“玉液还宫”来滋阴，久而久之，面容就会变得饱满、方正。嘴角提起来后，全身的阳气也会随之被提起来，汇聚到百会穴，这就是补漏。

第五讲

凌波书法：腕挟风雷凌波起

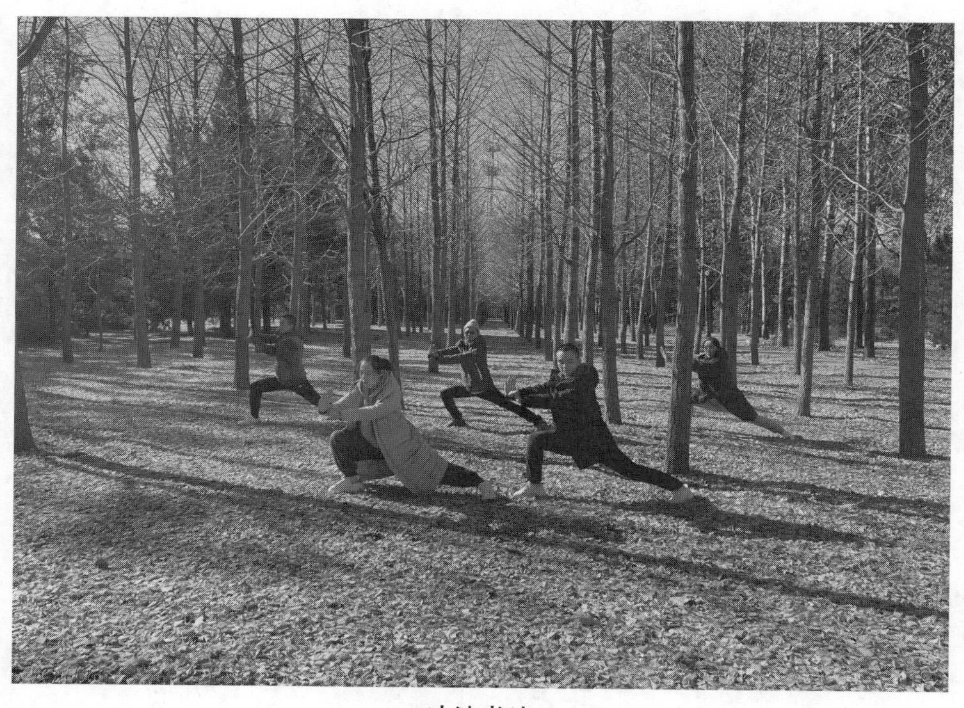

凌波书法

虚空为纸身为笔

凌波书法是在天地间凭空书写文字。“若让力量到毫端，定气必先两足安”，如果下盘不稳，怎能写出苍劲有力的字呢？无论是太极功的一招一式，还是凌波书法的虚空一点一横，基本功都是相同的。

“手握禅心笔，天地一画间。”凌波书法以身为笔，以意为墨，以气为魂，以虚空为纸，配合人体气机升、降、开、合的收放，以阴阳变换为总纲，在天地间凭空书写文字。

凌波书法动如行云流水，连绵不断，修养者浑然进入书法艺术的世界中，看似漫不经心，然而瞬息转换，便可风驰电掣般雷声四起，绵绵一掌即刻化出铿锵之力，随后又归于泰然。虚灵之气，随机应变，成就者无不恰到好处。凌波书法一横一竖明易理，一阴一阳之谓道，一文一武显中道，一动一静天地合。

太极修养初期必站“浑圆桩”，找到力从地起的感觉。如前所述，凌波书法是在天地间凭空写字。“若让力量到毫端，定气必先两足安”，如果下盘不稳，怎能写出苍劲有力的字呢？无论是太极功的一招一式，还是凌波书法的虚空一点一横，基本功都是相同的。例如太极拳中有“搂膝拗步”，其主要表现是搂膝推掌，动作要舒缓到位。这就如同书法中的笔笔到位、运笔讲究轻重缓急一样，每个笔画收笔时都不能急，落稳后再提笔收锋。这些功夫殊途同归，相得益彰。

凌波书法修养首先要“松”，松到什么程度要靠自己悟，但只有真正松了，做动作时才能不耸肩，既舒展又到位。怎样放松呢？我们看现在流传下来的名帖，如怀素的《苦笋帖》、张旭的《肚痛帖》等，这其实都是当时他们随手写下的便条，便条留到现在成了至宝，为什么？因为书法家没把自己当书法家，写字的时候很轻松随意，用笔自如。好的书法作品就是在不经意间的放松状态下完成的。作者只有心气平和才能放松去创作，静下来，才能沉下去……所以凌波书法不需要很用力，它要的这个力绝不是拙劲，而是力由意生、意到力至。如果不能领悟这个道理，而是比画着、模仿着、紧张着、气喘吁吁地练凌波书法，往往就不得要领。就像没有掌握书法中的运笔技巧，不懂“横竖撇捺”运笔时的起、行、收，就去临碑帖，结果是只会写字而不明何为书法。

凌波书法要的松，是身心在专一状态下的松。曾有人问身心怎样才能在专一的状态下松。专一的状态下，人能一心三用。那么一心如何三用呢？不是一心一意才好吗？其实一心一意也就是专一。通常情况下，初修者必须专一才能进入状态。专一是针对初修者的教法。而在学会了凌波书法的基本姿势、方法、呼吸后，经过长时间修炼，学人已经能够体会到什么是不自觉地身心交融，此时气血可以自然地在腰部交融，水火相济，动静相成。无论用什么方法修炼，心都能守一不移。再以后，无论什么时候，跑步、爬山、做饭、喝茶都能守一不移。实际上，无论是一动还是一静，都是为了生命体本身的“一心”

通过各种运气法往下和地气相应，地气不是地表的气，而是指地球中心的能量场，这是“一心”。往上则是和天气相应，此处的天气不是指大气层、云层的气，而是指宇宙中心的能量场，这是“一心”。此便是一心三用法。修养者因能身心交融，毫无挂碍，也可以称之为无心、不执着，故可三用、百用、八万四千用。唯有无心才能心出百万用。

书法中的修身奥义

修养凌波书法的步骤是先练体，次练气，后练神，但这三步又不能截然分开。练体是练本体的柔顺，练用意念而不用拙力，动作到位，无过无不及，久之动作平稳、气息深长。在此基础上练神，则更上一层楼。

有学人认为凌波书法就是凭空写字，不用执笔、运笔，不需要理解书写的笔画与结构以及章法与布局，不需要吃透书写的内涵。这就大错特错了。凌波书法和真正的书法一样，运笔有方有圆：有棱角者为“方笔”，无棱角者为“圆笔”。宋代姜夔在《续书谱》中讲，“方圆者，真草之体用，真贵方，草贵圆，方者参之以圆，圆者参之以方，斯为妙矣”。

凌波书法中，前式做到位为后式之始，笔法离不开“身法”。古人主张书法全身力到，即力送笔端。王羲之说：“点、画、波、撇、屈曲须尽一身之力而送。”于用笔，有“永字八法”之说，也是他所创。王羲之攻书“永”字十五年，用功之深，难以想象。学书法的人首先要学用力，开始不平正，练到用笔超过了平正，才能将平正与险绝融会贯通，久而久之，方可穷尽字体形态变化于笔端，融合书写者的情性于纸上，臻于化境。书法的“力”与凌波书法的“力”是一个意思。这个力不是拙劲，而是意之所至，气即至焉，力由意生，意到力至，恰到好处。

我们在修养凌波书法时，首先要手合，即五指并拢；其次要身合，即身体中正、沉肩坠肘、虚灵顶劲、屈膝松胯。身合包括“外三合”和“内三合”。所谓的“外三合”，即肩与胯合、肘与膝合、手与眼合，这样才能在形上保证“周身一体”。除了“合”还有“六要”，即要分虚实，用意不用力，上下相随，内外相合，相连不断，动中求静。分虚实是阴阳变化之理，虚实能分，全身运转轻灵。用意不用力，是不使用分毫之拙力、僵力、蛮力，轻灵变化。上下相随，内外相合，是周身完整一气，一动无有不动，动作时腰动、手动、足动，眼神亦同时开或合。相连不断，是讲力自始至终，绵绵不断，周而复始，循环无穷。动中求静，是以静御动，虽动犹静。这些内在要求已含有心与意合、意与气合、气与力合这“内三合”的基本要领。

“合”是始终有一个“意”在起作用，修养者运气在虚空中书写时要心神专一，配合呼吸来完成每一笔画。凌波书法讲究开合蓄势、节节相贯、笔断意连。字由虚空的点画连贯穿插而成，点画的空白处也是虚实相生，黑白（阴阳）相应，一阴一阳，一开一合，一提一按，一虚一实。“按”表现为实，“提”表现为虚。

“柔”的形态叫凌波，却要表达出“刚”的气概，这叫“刚柔并济”。每一招式都有开合，在开与合的过程中，一定有一个落点，落点时用刚劲，其余都用柔劲。书法中的“刚”以方笔线条体现，“柔”则用圆笔线条体现，凌波是圆相功夫。

在修养凌波书法的过程中，修者要快慢相间，刚柔相济，蓄发相变。修者既要有轻柔的凌波一面，如和风细雨，又有阳刚沉着的一面，如雷霆万钧，两者兼备互用才有如凌波“含而未发”之态势，两仪皆得。凌波书法起势有缓有急，有回环，有轻重，有转折，有虚实，有偏正，有藏锋、露锋，其节奏变化多端。修养时，笔画强调有“力”，“力”是凌波书法的内精神。打出来的线条要清晰，有骨气，有血肉，有感情，有弹力，刚而非石、柔而非泥。落笔时不犹豫，出手沉而刚劲，举手投足好比书法结字由点、直、横、钩、撇、捺等组成一样。身法端正自然，不偏不倚，舒展松活，腰为主宰，完整贯穿。

修养凌波书法的步骤是先练体，次练气，后练神，但这三步又不能截然分开。练体是练本体的柔顺，如何用意念而不用拙力，动作到位，无过无不及，久之动作平稳、气息深长，在此基础上练神，则更上一层楼。此时体已柔顺，气已充盈，意在笔先，笔居心后，在意念的作用下，修养者可蜻蜓点水，也可山崩海啸、虎视鹰叼。每招每式都由内气鼓荡，身随意行，气吞山河。我们看草圣张旭所书的帖，跌宕起伏，奔放流畅，字字相连，一气呵成，如长江大河滔滔不绝。如果不是在意的作用下，岂能有如此气势磅礴的绝品？凌波书法或刚毅遒劲，或飘逸隽秀，或古拙朴实，或龙飞凤舞，皆在于修养者精神上的涵养、对静境的保持。境界上的变化即由熟练而渐悟懂劲，由懂劲而阶及神明。

第六讲

圆相舞：舞出中国『妙性文化』

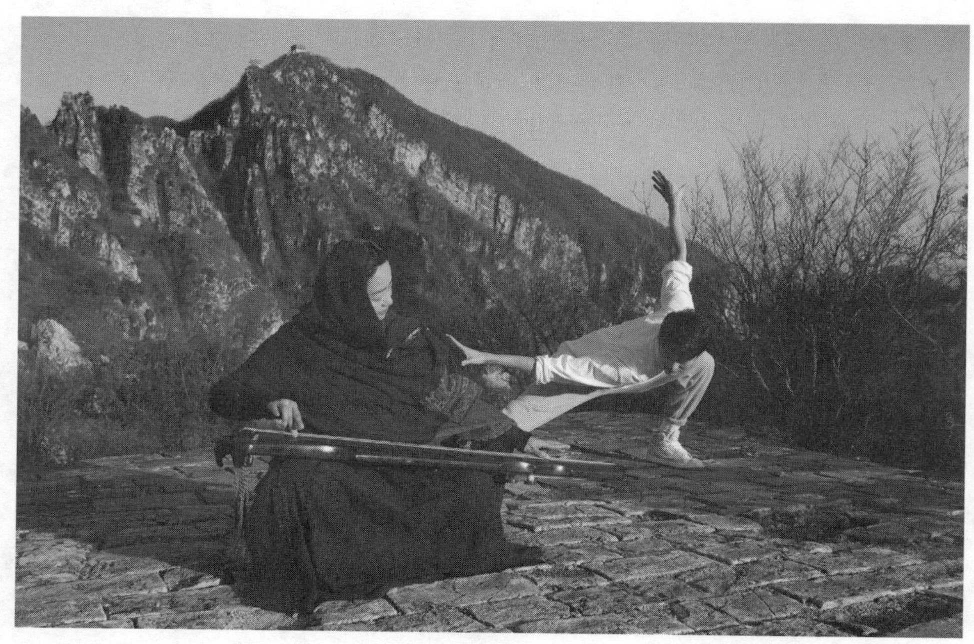

圆相舞

人类为什么要起舞

中国的舞蹈、导引、形意、八卦、太极等功夫的内在原理都是相通的，都是为了帮助人修养身心。

舞蹈是导引术的前身。

《毛诗序》中有这样一段话：“诗者，志之所之也，在心为志，发言为诗，情动于中而形于言，言之不足，故嗟叹之，嗟叹之不足，故咏歌之，咏歌之不足，不知手之舞之足之蹈之也。”

先民在漫长的生产生活中慢慢发现，歌舞不仅可以振奋精神、解除疲劳、强身健体，还可以治病。中国舞蹈经历了若干阶段的发展演变，逐渐形成具有中国特色形态和神韵的艺术。在原始时代，歌舞是文化的基本形态。先民们的狩猎、战争、婚嫁、生产、祭祀、祈祷等活动都通过歌舞来表达。

华夏先祖伏羲氏舞名《凤来》，唱《网罟》之歌，颂扬伏羲氏发明网罟、教民捕捉鸟兽；女娲氏舞名《充乐》，颂扬女娲制定婚配、嫁娶业绩；炎帝神农氏舞名《扶犁》，唱《丰年》之歌，歌颂炎帝教民播种五谷、发明农业的功绩；阴康氏舞名《大舞》，教民众强身健体；葛天氏舞名《广乐》，三人操牛尾而歌八阙，祈求五谷丰登、鸟兽繁殖；黄帝氏族以“云”为图腾，《云门》是黄帝氏族的舞蹈；“凤鸟天翟”是帝喾时的舞蹈；“击石拊石，百兽率舞”是帝尧时的舞蹈。充满活力的远古舞蹈反映了中华文明原始时期民众的文化方式。

《吕氏春秋》记载，尧舜时期洪水泛滥成灾，阴雨连绵，空气湿冷，沼泽遍地。这种气候让人心情阴郁。由于长期生活在潮湿阴冷的环境中，人们体内气血瘀滞，筋骨萎缩，腿脚发肿，行动困难。为了缓解人们的病痛，尧帝便编排了一种舞蹈，手动为舞，足动为蹈。人们用跳这种舞蹈的方法疏通经脉、宣导气血、祛除湿气。这是导引的前身。

《黄帝内经》中的《异法方宜论》也有关于导引术祛病的记载。如，东方是“鱼盐之地”，食物的营养价值偏高，人们血气很盛，容易患“痈疡”，疗法是用砭石把痈疮划开。而西部地区以牛羊肉为主食，油脂很多，病生于体内，就需要用药来祛除病痛。北方寒冷，同时人们吃的牛乳、羊乳都偏寒，在内外寒凉的环境下，主要采用灸法来驱除寒邪。南方气候炎热，水土生机不强，人们的病多生在体表，所以主要用九针之法来治疗表层经络的病症。砭、药、灸、针是在特定生活环境里出现的祛病方法。

中国的舞蹈、导引、形意、八卦、太极等功夫的内在原理都是相通的，都是为了帮助人进行身心修养。故此，正确的动作始终贯穿着“静中有动，动中有静”，或“逢冲必靠，欲左先右；逢开必合，欲前先后”的手法。其动作的特点是以形、劲、神、律等诸要素来表达，达到形神兼备、内外统一、身心并用、以神领形、以形传神的目的。身法皆是形未动神先领，形已止神不止，刚柔相济，虚实并生。正如老子所云：“将欲歙之，必固张之；将欲弱之，必固强之；将欲废之，必固兴之；将欲取之，必固与之。”

周代礼乐集舞蹈之大成，是中国乐舞文化的第一个高峰。其乐教思想在先秦儒家著述中得到了系统发展，形成了身心一元论的乐舞美学。

中国乐舞文化的第二个高峰发生在汉代西域乐舞传入时。四夷乐舞和胡乐胡舞把中原大地的优美典雅和西域的热烈奔放充分交融，形成了汉舞的主要特征。中原和西域乐舞交流的另一成果产生于北朝的征战时代。西晋丧乱，关中人士纷纷避难凉州，带去了汉魏的传统乐舞。现在，我们在敦煌石窟壁画中还能看到西凉乐舞的韵律神采。

魏晋南北朝时期，随着佛法东传，舞祭广泛传播。唐代佛事的重要组成部分也是舞祭，像著名的《菩萨蛮舞》就是典型的代表。唐代乐舞机构有太常寺、教坊、梨园、宜春院等，集中了大量技艺高超的乐舞伎人。这里既有南朝的清商乐舞，又有北朝的西凉、龟兹、高丽、天竺、康国、安国、疏勒等东西方乐舞，汉胡交融，精彩纷呈。

大唐盛世，从九部伎、十部伎发展到坐部伎、立部伎，以规模宏大的三大舞——《破阵乐》《庆善乐》《上元乐》为代表。唐舞有的气势雄伟，有的安徐娴雅，有的充满浪漫色彩。此外，唐代的健舞和软舞也非常有特色。健舞以《剑器》《柘枝》《胡旋》《胡腾》为代表，软舞以《绿腰》《凉州》《春莺啭》《乌夜啼》为代表。此外，唐朝还有 46 种大曲，节奏复杂，曲调丰富，结构严密，其中《霓裳羽衣舞》被誉为唐舞之冠。

用肢体体会生命的伟大

在这个自我探寻的旅程里，淋漓着生命的元气。风清幽地吹动着天籁，雨尽情地流淌着甘露，花的幽香，树的勃郁，都与我们同在，一切都如此美好。我们畅游其间，用圆相之舞去供养自然。

圆相舞，是元修养的一种韵律放松法。它继承发扬了唐舞特色，其核心在于舞蹈中要体悟圆相之内涵——“和”。正所谓“阴阳相摩，天地相荡，鼓之以雷霆，奋之以风雨，动之以四时，暖之以日月，而百化兴焉。如此，则乐者天地之和也”（《礼记·乐记》第十九）。舞者以舞均调四肢百骸，疏通毛孔关窍，调和血脉性情，放大气息气场。舞者与人自和，谓之人乐；与宇宙天地皆和，谓之天乐。

为什么要名之为“圆相舞”呢？我们已经屡次提到元修养的心法是以圆为轴心，圆是圆融、圆通、圆觉，以圆为心而化相，谓之圆相。领会这一点是非常重要的，每个舞蹈动作必然以圆为轴，舞起来行云流水、优美大方，突出奔放豪迈又刚柔并济的风格。

舞蹈是通过人的形态、神态、姿态、表情、造型，特别是动作过程传情达意的艺术形式。如《乐记·乐象篇》中说：“诗，言其志也；歌，咏其声也；舞，动其容也；三者本于心，然后乐气从之。”班固在《白虎通·礼乐篇》中也言：“乐所以必歌者何？夫歌者口言之也，中心喜悦，口欲歌之，手欲舞之，足欲蹈之。”舞蹈是为了展现心灵、表达感情、抒发情怀。由此可见，舞最为重要的美学特征即为表露人物的内心，而通过元修养通达内心，就是为了照见自己的本来面目。

圆相舞中，胸背、体态、韵律、放松、柔软是核心因素，是舞者凸显风格、塑造形象的根本所在。通过舞蹈，我们卸除包裹的盔甲，卸除全身的拙力，激发对美的追求和向往，通过拉伸舒展而恢复优美的体态。胸背不直是现代人的普遍问题。我们通过跳舞放松身心，通过呼吸的有效练习，帮助纠正偏差，带动内心情感。舞者跳舞时须着眼于内心的感受，将自己沉浸于舞中，用心去体会内在的气息、节奏、风格、韵律、动作、呼吸等的变化，最后达到挺而不僵、松而不懈，极大地增强身体的可塑性。

学习圆相舞，不是跳给别人看的，不是为了炫技，而是内练一口气、外炼筋骨皮。每天的胸背屈伸练习与呼吸紧密相连。屈，是运动时绕额状轴转动，向前运动为屈，向后运动为伸。习舞的过程中要学会配合正确的呼吸。呼，是把体内的气体排出体外；吸，是把气体引入体内。习者在正确的呼吸法指引下，在上身挺直、双肩放松的前提下，呼与动作屈相应，从腹肌开始，腹肌收缩，腹、胸、肩、颈依次地屈；伸与吸相对应，伸时也从腹肌开始，腹、胸、肩依次地放，最后双肩及背充分打开。熟悉了这一呼吸屈伸方法后，在双脚站定的状态下进行训练，使胸背的屈伸与呼吸、手臂动作协调。当能够最大限度地打开肩部时，胸部的表现力得以加强，之后才学习各种脚位、步伐、身体方向的变换以及学习空间的充分运用，然后学习变换速度、力度、幅度，直至身体的屈伸与呼吸达到完美的结合。

圆相舞的学习有一整套体系，须由浅入深，由简到繁，循序渐进。每一位舞者通过这种学习都能最大限度地打开心胸，扩展视野，完善自我表现力，使气贯全身，气与动作协调一致，真正做到用气息带动自己内心的情感，自如地用肢体表达自己的感受，同时增强身体各部分骨骼、关节、韧带和肌肉的能力，如平衡力、张力、弹力、抖动力、平衡力、爆发力、持久力等。

随着动作的变换，舞者的肩、肘、腕、指各关节韧带及肌肉的前伸、后缩、回旋、环动、外展、内收、外旋、内旋等动作，使上肢众多的关节、韧带、肌肉群的各种能力得以提升，再通过各种开、关、屈、伸、跪、爬等练习，拉长身体各部位的关节、韧带、肌肉，提升肢体运动的力量、速度、弹性、韧性。舞者加强对肌体的控制力，能使身体各部分骨骼、肌肉、韧带听从指挥，身心合一，最后能随心所欲地调整快慢、大小、高低、刚柔、沉浮与收缩等，自如地呼吸，动作既有张力又舒展，达到随心而舞的境界。

文化艺术的相通性，就在于表达天地人和。舞者用身体表达盎然的生机，用肢体语言把天地人和之大美表现得淋漓尽致。同时，舞者舞动的也是一种气场，活力四射的气能动天地，感人心，撼心魔，祛病痛，摇荡性情。当盎然的活力隐于其中时，舞者手舞足蹈，歌以咏之，声在耳目之内，情寄八荒之外，焕发出生命的精神力，流淌出酣畅饱满的生命力。当舞者肢体柔软刚健、劲气充满时，生命的美以气韵生动的活力动态呈现出来，催动万物在自我中运转变化，生生不息，圆成一相。

中国文化是一种“妙性文化”，为的是达到物我两忘、物我均调的合一态，其贵在人与人、与自然、与自我能彼此相因。自我只有在这不滞不住中，始能宣畅生命之圆相。这种文化在西方很难找到。生命其实本就是一场舞蹈，举手投足须予以夸大和美化，把所有情绪与烦恼按照韵律纳入身形，转化成优雅美妙、无始无终、无前无后的圆相之舞，在悠扬高雅的优美创造中，促使人的本能、欲望、嗔恨、无明、妄想、执着转化成高洁优美的动作和意境。

无论多么暴烈的情绪、无奈的现实、无情的际遇，无论你多么血脉偾张，都能借生命之舞领悟万物间的轮回、圆的奥秘，领悟高潮和低落的统一，领悟成功和失败的相因。个体借此身体的释放，能抒情，能感怀，能舒缓，保持灵性，吐纳幽情，寄托遥思，放旷心胸，以心摄念。由此修养法，人能凝神回望，而不再粗鄙鲁莽，陶冶美感，自得乐趣，拥有绮丽的人生。

圆相舞和圆相画异曲同工，画是透过轮廓、线条、水墨、色调、内涵等巧思独运、钩深致远而充分表达画家的境界，而圆相舞是让每一位舞者都自成生命的画家，让一种蓬勃的活力在身体里弥漫，用肢体将盎然生意化为无言的表达，在美中浑然一体、一体俱化。舞者劲气内旋而秀姿外舒，一切窒碍烟消云散、形迹不滞，所有的精神压力、烦恼化为交感同情，而致对天地自然、人类共同体赞颂不已。舞时，彼也充满，此也充满，彼此共通。

无限的生命来自无限之上，而面对无限，有限的生命如何绵延繁续？它从何处来，又往何处去？这大化流行中一期生命的变迁发展、运势流转，遵循怎样一种途径？是循序渐进，还是一念醒觉？人生于自然之中，是偶然是必然？自然乃是大化流行的境界，其神韵盎然不竭，生命体之于生命洪流，如同一滴水汇入大海，既能一体俱融，也能同步奔进。没有一滴滴水，就不会有汪洋大海的波澜壮阔，而没有汪洋大海，一滴滴水终将蒸发。生命与生命体，生命体与生命体，浩然同流，万物同源，融贯互通，浃化并进，你中有我，我中有你，共谱心声。

圆相舞是为生命而舞，通过身心合一的舞蹈，进入庄子所描述的“言无言，终身言，未尝言，终身不言，未尝不言”（《庄子·寓言》）的纯美境界。孔子说：“唯天之命，于穆不已。”（《诗经·唯天之命》）人由舞蹈能洞见生命本来，洞见其几微，洞见生命玄秘。用肢体去体会生命的伟大。生命之所以伟大，是它无论怎么变化，无论如何发展，总不会走到穷途末路。我们为何需要旅行？如果只有小溪沙丘，就很无趣。山之所以美，是有幽深的丘壑，有曲折的峰峦。千山万水之间，有气势雄伟，有深谷幽兰，有巍峨坳垤。水之所以美，是有浩瀚的烟波。大江大河之间，烟云缠绵，清光往复。故而生命的美就在于往深处探寻。我们有恐惧有释然，有担忧有解脱。元修养以舞修养，让人的心情随着舞蹈的深入而得以舒畅放松。单独的一个生命就像沙漠里的一粒散沙，平铺在大地上。如果不创造、不突出、不惊奇、不变化，这样的生命只有生老病死，有什么乐趣呢？

美的修养在于发现美的过程。圆相舞让人用心去贴近那充盈于天地间的韵律。舞者用清风洗涤灵魂，沐浴在大自然的怀抱里，无思无虑，无求无证，浑然于清明中。圆相舞是天空之舞、自然之舞。能陶醉在清凉的甘霖中，享受美不胜收的当下，在如同水波般的慈爱中悠然自得，就是修养者向上一路突破的过程。

舞者全身心和天地沟通交流，念念当下，全无作意，自在逍遥，刚柔并济。舞能让舞者气血通畅，优雅灵动；让观者净化心灵，纯化精神。舞蹈本身有动有静，化繁为简，以导引为基础，接引太极之身法，结合瑜伽之灵动，呈现出生命的优雅平和。

在这个自我探寻的旅程里，淋漓着生命的元气。风清幽地吹动着天籁，雨尽情地流淌着甘露。花的幽香，树的勃郁，都与我们同在，一切都如此美好。我们畅游其间，用圆相之舞去供养自然，逐水看山，见仁见智，见天见地，见他见己，最终通达万物圆相之玄机。

第七讲

莲花导引：形气曲成有道

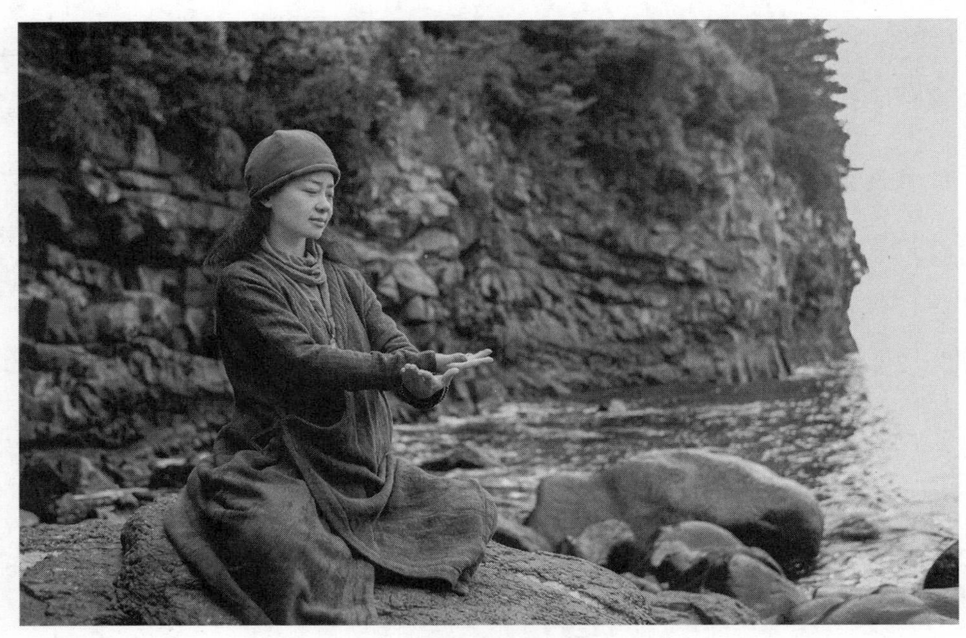

莲花导引

莲花导引运气要诀

以意行气，以气御血。一吸便提，气气归脐。一提便咽，水火相见。

意欲向左，必先右去。意欲向上，必先寓下。前去之中，必有后撑。

通于脊背，形于手指。力由脊发，气生丹田。腰为中轴，气贯长虹。

一开一合，一虚一实。开合虚实，轻灵圆转。由松入柔，刚柔相济。

虚实互换，忽隐忽现。神聚于眼，神气活现。意动相随，身心不二。

1984 年，湖北江陵张家山第 274 号汉墓出土了大量文物，其中就有记载导引的专著《引书》。《黄帝内经》注说："引谓导引。" 王冰注《素问 · 血气形志篇》云："形苦志乐，病生于筋，治之以熨引。" 故《引书》即导引之书。该书论述了四季饮食起居、房事等养生理法，还有 60 余种导引术的具体操作方法，40 多种病症的导引对治方法等，涉及内、外、眼、耳、鼻、口腔、精神病等多科。

导引，包括“导气”和“引体”两个方面，导气令和，引体令柔，由意念引导动作，配合呼吸，由上而下或由下而上地呼吸吐纳，屈伸俯仰，活动关节。导引亦作“道引”，常与服气、存思、咽津、自我按摩等配合进行。肢体导引称为外导引，内气运行称为内导引。狭义的导引一般指“屈伸之法”“俯仰之术”，即人的肢体运动。广义的导引除肢体运动外，还包括呼吸运动，即吐纳或行气。单纯的呼吸运动也可以称作行气导引。自我按摩也是广义导引的一部分。通过肢体运动练就一身柔韧的功夫，气和则息长，身柔则体健。我国最为经典的导引术就是“易筋”。

我们有时会在公园里见到很多练导引的人，但他们中的大多数人把导引练成了保健操，有其形而无神，看起来一招一式都做全了，然而徒有其表，没有内力和内气。有人说，自己做的时候有练气啊，呼吸是配合肢体的，一伸一收的时候在刻意一呼一吸。注意，导引的意思不是简单地把肢体和呼吸放在一起练，而是要同步互动。有人听了感觉疑惑：这二者之间有区别吗？有啊。有其形无其神者，是在同一时间完成了动作和呼吸，而得其精髓略有小成者，是在同一频道内完成了动作和呼吸。有人说这还不是都一样吗。当然不一样！同一时间不等于同一频道。同一时间完成，只是做动作的同时做了呼吸，而同一频道完成，是动作和呼吸走在一条波线上，势在走，气在行，势刚气急，势柔气缓，不滞不留，相伴相随共进退。当动作和呼吸能相生相长时，假以时日，内气就会自己出来，一招一式才见行云流水般的韵味，导引的功效就自己出来了。

那么导引有什么功效呢？导引的功效包括调身、调息、调心。动作到位了，抻筋拔骨就是在给五脏六腑按摩，这叫调身。能生出内气，进行逆式深呼吸，就能生长内息、培元固本，这叫调息。什么是调心？调心又怎么在导引中体现呢？修养者在动作和呼吸熟练后，能不刻意地把意念叠加进去，练时不会心猿意马、杂念纷呈，也不用在感觉自己杂念纷呈时再刻意收回，而是能自然而然地制心一处，把思绪不刻意地集中起来专注在一件事上，即呼吸和身功自然和谐。练着练着，修养者就有可能开窍，身手间顿时能找到感觉，豁然开朗。随着导引的深入，身心调整到一种圆融和谐的状态，自然能从纷杂乱象中看到事物的本质。工作的问题、生活的烦恼、练功的障碍，可以在此时突然找到症结；找到了症结，会发现解决就是一瞬间的事。

导引起源于上古，早在春秋战国时期就已非常流行，到了汉朝，发展得更为精密。修养者可以使真气按照一定的循行途径和次序进行周流。导引为道家修身养性的重要方法，有调营卫、消水谷、除风邪、益血气、疗百病以至延年益寿的功效。《庄子·刻意》云："吹呴呼吸，吐故纳新，熊经鸟伸，为寿而已矣；此导引之士，养形之人，彭祖寿考者之所好也。"其中，呼吸吐纳和熊经鸟伸等便是导引的基本内容。

秦汉时期的医学进步直接带动了导引术的发展。当时人们对人体各器官的结构和功能已经有了大体的了解。《黄帝内经》中就有明确的人体结构的表述，"诸筋者，皆属于节……胸腹者，藏腹之郭也"，并且总结导引疗法的适应证有"痿、厥、寒、热"和"息积"，认为临床配合按摩，服用汤药，可治疗筋病。张仲景在《金匮要略》中曾提出以"导引、吐纳、针灸、膏摩"治疗四肢"重滞"症的方案。华佗在《中藏经》中也指出："导引可逐客邪于关节……宜导引而不导引，则使人邪侵关节，固结难通。"

导引和体操运动的不同在于运气。以心行气，以气运身，叫运气。运气的作用是转化身体。我们每个人都在社会环境中被各种各样的污染所包围，很多二十几岁的青年人身体呈亚健康状态，僵硬易怒，多疑善变，蹲不下，跑不动，跳不起，撑不开。导引可以帮助人们净化体毒和心毒，让人们学会运气，吐故纳新，把毒气排出体外，将天地间充沛的清气与正气吸收进来。这是转化身体的基础。

《黄帝内经·素问》中说天有“五运”：木、火、土、金、水。为什么要叫“运”？这里的“运”是指天行五方之气的运动。它既是气候变化的地面因素，也是古代用以解释宇宙与人体生命运动的哲学概念。地有“六气”：风、寒、暑、湿、燥、火。五运六气就是用五运和六气的运动节律及其相互化合，来解释其对气候变化、生物和人类的影响。

中国传统哲学的基础是辩证和阴阳。五行之间相生相克：金克木、木克土、土克水、水克火、火克金；金生水、水生木、木生火、火生土、土生金。而地之六气与天之五运之间的联系，也属于五行相克的范围。受天体的影响，人体内的气在不断地变化，同自然界的五运和六气一样，纵横交错，循经络行走。会运气修炼的人，当自己出了问题时，可以很快清楚究竟是哪条经络、哪个区域的气失去了平衡，从而寻找相应的方法予以调整。

运气不仅是调节经络。导引最重视的其实在于调整奇经八脉，就是任、督、冲、带、阴维、阳维、阴跷、阳跷。为什么称它们为奇经八脉呢？所谓奇，并不是稀奇古怪的意思，奇是数字的代号，用阴阳的观点来看，奇就是阳。奇经八脉专管阳气之路，这个系统不属于十二经脉的系统，但奇经八脉却可以支配十二经脉的走向。

奇经八脉司无形的精神。在《黄帝内经》和道家的丹经里，曾有一个比喻，那就是只有十二经脉气机充满的时候，才可能流溢分散到奇经八脉之路线中，就像一条大河涨满水之后，自会流到特定的沟渠之中。可是十二经脉的气机如何才能充满呢？这就要靠修持的功夫来成就了。

我们看武侠小说中随处提起任督二脉。在中国文化史上最早提到任督二脉的，除了《黄帝内经》，就是《庄子》了。《庄子·养生主》中“庖丁解牛”的故事提到“缘督以为经”“合于桑林之舞，乃中经首之会”，可是《庄子》中并未提到任脉。道家认为任督二脉等于天地间之阴阳。看一看人体八脉图，真像天空中的星斗，难怪道家称人体为一“小天地”。八脉的督脉和任脉都起自会阴，会阴窍即会阴、阴跷，又称生死窍。这里是八脉的起点，最终八脉又落在生死窍。古人讲，“生我之门死我户，几个醒来几个悟”。八脉起落皆从生死窍，故修养者将生死窍视为八脉之总根。八脉一开阳炁升，得之者，身体轻便，容衰返壮。导引、针灸、气功、点穴、按摩一起在修养中起作用，无疑是一个新的生命知识宝藏，将为生命医学开一新纪元。

督脉司气，影响支配着全部脊髓神经系统。男性的病，以督脉为重，女子则以任脉为要。卫冲即中脉。带脉在中间，对于女性最为重要。凡妇科的毛病，皆与带脉有关。阳跷及阴跷，阳维及阴维，司人体上下部与左右肢的功能，是交叉的。

李时珍在《奇经八脉考》中说：“凡人有此八脉，俱属阴神闭而不开，唯神仙以阳气冲开，故能得道，八脉者先天之根，一气之祖。”八脉有通精八脉，有通气八脉……打通奇经八脉是导引炼精化气、行气的必由之路。它基本上可分为意通、气通、精通三个部分。导引首先要解决初学者腿脚麻木、气血壅塞的问题。应先调整后天呼吸之气，以意领之，使周身气血流通、经脉畅通，消除初修时的不适感，再逐步驱除一身百窍阴邪之气，继而再转真气，将八脉逐一冲开，谓气通八脉。

普通人的身体内潜伏着各种杂病，皆因内火外寒、气血失衡、阴阳不和、血脉不畅引起五行失调、水火未济。导引首先是筑基炼己，使五行生克协调、水火相通，内气充盈十二经。沟渠满后，阳气才能将八脉一一打开，如此距精通八脉便不远了。

八脉之中，尤以任督二脉最为重要。任督二脉系人身之子午，坎水离火交媾之乡。在正常的生理活动中，人的奇经八脉是不动的。当进入禅定后，身体就进入了先天生理状态，由奇经八脉的运动带动脏腑的生理状态就出现了。反过来，如果奇经八脉通顺，时刻处于激活状态，十二经就会自然归入奇经八脉，八脉之炁又自然归向下丹田，并促生命门元炁。

有修养的人可以观照到自己的呼吸；愚痴的人一辈子也不晓得自己的呼吸怎么变化，为什么越注重呼吸，呼吸越浅表。钝化的人感觉不到呼吸，也感触不到身体内的气场运行。修行是一花一世界、一叶一菩提，与他人无关，如人饮水冷暖自知。这世界并没有固定的所谓现实环境，千变万化的外部环境是微细的所知障碍，而我们烦躁的内心则以粗重的烦恼障碍为主。一切的根源在内心，“内”障的缘起在外界，真正体悟到这些都需实修实证。

导引和体式关系不大，主要是调整呼吸。呼吸有四种：第一种是风呼吸，鼻中呼吸出入有声音，自己和旁边的人能够听到，普遍较粗重；第二种是气呼吸，呼吸的时候虽然没有声音，也不会结滞不通，但呼吸还是偏粗；第三种是息呼吸，呼吸几乎没有声音，全身的毛孔打开，身体各方面的通路也都打开；第四种是喘呼吸。喘，吸疾也。一般人呼吸只能到达肺上半部，此呼吸方式叫喘，为呼吸病。

导引运气法，调的是全身心参与的息呼吸。运气要点是意气相合，修者的每一个毛孔与七窍都参与呼吸，风转成气，气再转成息。

呼吸和意念息息相关，意念越复杂的人呼吸就越粗重，意念越清净的人呼吸就越轻，甚至是感觉不到其在呼吸。

各种修养法基本都是从调息入手。导引首先可以显著提高心肺功能。婴儿初生大哭时，外部空气趁隙出入，毛皮孔开，肺部开始使用，从此有了呼吸。现代人普遍是浅表型呼吸，肺部得不到新鲜空气的滋养。如果粉尘灰粒等各种污染物滞留在肺部代谢不出去，肺部就会自动形成纤维包裹这些外来物，导致肺部功能越来越弱，呼吸越来越困难。运气修炼可提高肺部活力，加大排除污染物的动力，增强肺部功能。气是身体内推动血流的核心动力，血液的运行是心与肺共同作用的结果，其中，心气起着原动力的作用，而肺气起着辅助的作用。心主血，肺主气。

莲花导引运气修炼法能使人气血通畅、阴阳和谐。调息时，“随息”而动，“随”是不跟不丢的意思。息周游全身，修者意念随着息走，不会丢掉它，但也不会受它摆布。“随”息在于修者一心自然而然，心息相依，与自己的呼吸和谐相应。太极拳的行拳之道为：“以心行气，务使沉着，乃能收敛入骨。以气运身，务令顺遂，乃能便利从心。”（明·王宗岳《太极拳十三势行功心解》）

西方医学将人的呼吸过程分为三个互相联系的环节：肺通气和肺换气（称为“外呼吸”）；气体在血液中的运输；组织细胞与血液间的气体交换（称为“内呼吸”）。莲花导引运气修炼法就是通过调息运气提高内、外呼吸能力和气血运输的活力。在修炼的过程中，运气要像一条龙用嘴衔着海珠在海里游，其意识要集中在海珠上，旁边游来游去的大大小小的鱼，和自己完全不相干。

东方修养法中有许多降体温、降心跳、降呼吸等让人体低耗能、低兴奋的修法，莲花导引则是一种让修者从初修心跳呼吸加快，全身发热，气血运行，之后随着能量提高，逐渐使心跳、呼吸更深沉、更稳定有力的修养法。心跳呼吸的快慢和寿命长短有直接关系。冬眠时的动物都进入了慢呼吸状态，体内循环代谢显著减少。龟、蛇、蛙等冷血动物能在少吃少喝少动的恶劣条件下生存，在于它们会自主减缓呼吸的节奏，延缓细胞裂变。呼吸心跳减缓的好处是，不仅使身体细胞适应各种恶劣的生存环境，还能把身体内在储存的能量与元气转化为生机。我们模仿自然界冷血动物的方法，自主调节体温、降低消耗，让身体变得更为静定，从而适应恶劣的生存环境，进而带动自己，激发生命潜能，获得回春延年的功效以及精神意念的自在清明。当我们的心肺功能提高、身体的代谢功能增强后，身体自然会处于一种活力柔软的健康状态，这是导引对肉身转化的特效。

东方修炼为什么不走直线

东方内家修炼的路线几乎没有走直线的。手臂如果直着伸拳，是肌肉带动的，内气发不出去。西方的足球运动，是典型的肌肉发力，腿脚直线运动，这时力发于脊，肌肉的力自脊柱出。运气发力不是力发于脊，而是由腰带动身体旋转，气发之于下腹气海，这里叫“力窍”，也叫“劲窍”。

人之动相不外有四：一行，二住，三坐，四卧。圆相运气调息法选择“坐”为最相应的修态，因为行、立之时，身体和精神不容易安定，卧时身体和精神又易入昏昧，唯有坐时易静。运气的要点在于“松”“意”“动”。这三个要点说起来又是一回事，因为三者之间的关联在“松”。

先讲讲“松”。松分为“身放松”“气放松”和“意放松”。身放松相对来说比较容易，有时候我们在美容院按摩时也可以达到暂时的身放松。身放松如果没有意和气的配合，放松的仅为体表，维持的时间也较短暂，仅仅是舒服一阵子而已。气和意的放松比较难，杂念越多的人越难放松。只有阴阳平衡、身心和谐，身、气、意三者完全放松，运气调息时才可以让气周流全身，滋养周身经络组织。周流全身的气通过皮肤孔穴、俞穴和外界相应，在全身运转、扩散，打通气结，活血通经，去湿驱寒。周流之活气之于人的生命，如水之于鱼，乃精神之本、性命之源、神明之主。在松软中，修者可将意识集中在百会穴接受天气，集中在会阴区连接地气，上下和合将气汇集在下丹田，清晰觉知下腹的温暖之气如煦煦暖阳，头顶清凉如明月升天，全身乃至指尖、脚尖都很放松。身体越松，人心越干净、越敏锐。

这里所说的松，不是松懈。放松的身心没有执着，既不执着于打坐时的痛和时间，也不执着于外界的各种变化，更不执着于学理。我们平时紧张的原因一方面是执着于自我意识，另一方面是习惯和习气使然。人在执着于自我时会产生自我保护本能，遇到任何外来刺激便杂念纷呈，身心自然产生压力。而所谓的习惯则是当外界压力解除后，身心仍会保持潜在紧张的状态。随着年龄阅历的增加，人会不断给自己新的压力，而自我就此一层一层被束缚。

人在放松时自我意识涣散，幻想无处藏身，每一心念每一因缘，都是全新的，每一刻都不受制约。放松的人是活在当下的。放松时，身体像空气、像光，自然柔软，身心合一，喜悦平和。放松入定和无知觉的睡眠状态是不一样的：昏沉入睡时身体松懈，深度睡眠的人的身体是沉重的；而放松状态下，人是清明的，充满气机，气色像婴儿的一样红润，细胞充满弹性，皮肤透明轻灵，浑身饱满得宛如海绵或气球一般。你看哪有一位大修行者弯腰驼背？

如果身体处在松懈和松垮状态，说明身体无法自控，不仅没有放松，五脏六腑还受到了压迫。放松时，身体的重心自然而然会下沉到下腹，以下腹为源点呼吸和活动。

再讲讲“动”。轻轻推动幼童的身体，你会发现幼童会自然地以下腹为中轴灵活转动，像个皮球一样，倒地后，身体自然蜷曲，弹力十足，生机充盈。修者放松后以意带气、以腰为轴带动身体转动。“动”的特点是：“内不动，外不动，腰不动，手不发。”腰动手才动，动手时千万不可以让大臂带着手动，所有动的过程，一律是腰部的弹力推动肩，再到肘，最后到达手。圆相导引中的功法路线针对的是手的行经路线，两手之间的配合及方向。除了行经路线，还要注意规范：要检查做每一个动作时四肢所处的位置、呼吸配合以及眼神、眼视。

运气功夫中的内力和现代运动发出的肌肉之力有什么区别呢？儒家讲“中和之气”，引而未发谓之“中”，发而皆中节谓之“和”。一张弓在拉开来将射未射时最有力量，箭一放出去就没有力了。东方内家修炼的路线几乎没有走直线的，手臂直着伸拳，是肌肉带动的，内气发不出去。现代西方的足球运动，是典型的肌肉发力，腿脚直线运动，这时力发于脊，肌肉的力自脊柱出，后腰一拧，全身力量就集中于这一点。运气发力不是力发于脊，而是由腰带动身体旋转，气发之于下腹气海，这里叫“力窍”，也叫“劲窍”。这个力是将飞未飞、将跑未跑的“中和之气”，是引而未发状态下的力。什么是“发而皆中节”的“和”呢？不落空为“和”，出手时自己可以控制内力为“和”。

初修者行拳运气，其动作是一节一节断裂的，这是不可控的，即“不和”。运气运的是意到气到、气到血到、气不落空，所以修炼看上去慢吞吞，发出力来却可以穿云裂帛。

规范重要，跟师重要

> 修到乍寒乍暖、凶中藏吉之时，需要有引路人或体贴或棒喝，故导师自己须有百千经历，具备当机立断的敏捷。其中的微妙分寸，进一步则迷，退一步则失，千人千样，绝不相同。

规范对于莲花导引的修炼非常重要，修炼中“毫厘有差，天地悬隔”。如果修养者没有熟练掌握每一式的练习规范，而急于求成学套路，就是拔苗助长。

在导引中，眼视、眼神是有区别的。眼视是指导引时眼睛所看的方向，是肉眼视觉的范围。注意行动时，眼视不能集中在某一点上，因为当眼睛聚焦时，人是处于紧张状态的。眼视之外，最重要的是眼神。眼神是意念的范围，心之机在于目，心之所至，目亦随之，心之所至，气亦至焉。眼神是能量，是气场，是意念的变现。说到意念，导引时，我们要学会把意念拆散。修炼中的“观”不是眼观，而是心观。修炼时，修者要将一半的意念放在观下丹田，剩下的一半分给手、息、腰、眼神、眼视、虚、实、球位等。其中眼神在这剩下的一半中又占据了一半分量。

内观很重要，意念分配的比例不能乱。集中在腰腹区域的这一半心叫“定心”，于“定心”中修出“定力”。“定心”是无论身体处在动还是静的状态下都不变，就留在下腹观照。剩下一半的心，叫“用心”。这一半不仅要留意身体的发力、套路、虚实、动静，还要“眼观六路，耳听八方”，面面俱到才行。

一“定”和一“用”的心也是一阴一阳、一动一静、一内一外的关系，由阴阳化生万物，生生不息。如果修养者没有做好这内外动静的平衡，定、用之心分散，可能表面上看起来很强壮，拳法打得很流畅，但元气在耗散，能量的中心不定，练的就是筋骨皮。

最后讲一下力，所有的力都须由腰发，修炼时一定要注意腰部的正直和放松，避免松垮。打坐或修炼时若腰紧张僵硬，那姿势一定不正确。腰部必须保持正位，如果长时间腰背紧张，对气循督脉经行是不利的。腰腹上还有总束诸脉的带脉，有命门，还有位于腰间的两肾。腰椎在发力时加强命门和两肾的左旋右转，带动肾气，肾壮则精足。腰是整个修炼发力的中心点，我们以腰为力的起点，腰不动手不动，腰一动手即发。运气修炼时，力的传输路径是腰→肩→肘→手。

说到运气，那么气由什么生成呢？一般认为先天的精气来自父母，发于肾；后天饮食中消化吸收之物质为水谷之气，发于脾胃。常人“受气于谷”，人体中的气来自食物，从脾胃中来。《黄帝内经》言：“谷入于胃，以传于肺。”吃的饮食精华上输于肺，再由肺将精微物质传输到五脏六腑和四肢百骸，这样，全身上下都有力气。除此之外，还有一种由呼吸而入的清气存于肺。

气有升、降、出、入四种状态，在不同脏腑中有不同表现形式。脏腑中的气叫脏腑之气，至经脉内外则分营、卫二气，“营在脉中，卫在脉外”（《黄帝内经·灵枢·营卫生会》）。白天，人体阳气旺盛，故卫气易于皮毛处逸出脉外，发挥其温煦及防御作用。夜晚，人体主静，故卫气逸出脉外少而滞留于脉中，与营气相行于血脉中。这样，才能“气至阳而起，至阴而止……昼精而夜寐”（《黄帝内经·灵枢·营卫生会》）。

“卫气”，顾名思义是起保卫人体的作用，卫气强则人体免疫力强，因此常人通过修养增加的是卫气，在脉中的营气不是通过修养能增加的。卫气足则不容易生病。气就像房子的窗户一样，可以把外面的气挡在窗外，使房子不受外界环境的干扰。但修炼不同，我们要把窗户打开，让新鲜的气进来，让污浊的气出去，吐故纳新。在完成吐故纳新的过程后，自己必须把窗户关上，否则污染的浊气会继续进入身体。这个开关对于修养者来说是从心所欲的。通常没有修炼过的人不懂如何打开及关闭自身的窗户。

滚滚红尘中有各种邪气、浊气，还有腐气等阴毒之气。不要误认为腐气只有尸体里才有，正常人都有，腐浊朽坏的器官和思想中都能散发出腐气。常人的身体时不时会冒出难闻的腐朽气息，只是自己闻不到。修养有素的人对这些气息是敏感的，所以他们在生活中需要修炼“闭气法”和“排气法”，将不得不吸入的浊气、邪气、腐气排出去。常人以为洗澡就能干净，以为喷了香水就很香，其实不然。常人身体在没有打开的时候，会时不时冒出来一些浅层的腐朽味道，这是经络堵塞所致。修养过程中，修养者会层层深入地把陈年蓄积的腐朽气息都排出来，这是极其难闻的腐气。身心净化的人接近动物时，一点也不会感觉动物脏，但接近身心固化老朽的人，会强烈感觉到对方的浊、臭、酸、腐，这些浊气堪比常年不清洗的下水道所散发的臭气。

修养者入世是需要慈悲心的，尤其是境界越高对各种气息越敏感，距离很远就能感觉到对方身上的腐臭味。常在医院往来的人，思想杂念多、情绪起伏大的人，生活习惯不良的人，身体中都有这些腐臭味。许多人深居山中，不愿下山接触人的主要原因之一就是人气太杂。可惜平常人的感官已经钝化了，体会不到什么是邪气、浊气、病气、腐气，不知不觉中被这些气包围和侵犯。莲花导引运气修炼法帮助修炼者疏通气脉，只有经脉中的气结通了的人才能够吸收天地中的清气与正气。天地的气也不是全部都能用，有正气也有邪气，通道打开了，什么气都能进出，因此如何与清气、正气相应，很重要。

如果卫气不打开，天地之门就被封闭了，人就无法与天地自然交汇了。身体的内能量需要一条通路进出。学会自主开、合这扇窗户，才能完成身体转换，让身体这个小宇宙和天地之间的大能量流通。

天门的进出口在百会，地门的进出口在会阴，人门的进出口在肚脐。运气导引就像点火器，用地火点燃生命的活力。修养者应适"时"候"机"，超越自己去契合先天生机。修到乍寒乍暖、凶中藏吉之时，需要有引路人或体贴或棒喝，故导师自己须有百千经历，具备当机立断的敏捷。其中的微妙分寸，进一步则迷，退一步则失，千人千面，绝不相同。

莲花导引运气修炼法分为外、内、密三种。如果只学外身姿势，初学者可能在双盘练习上花费的时间较长。其他手法、套路则一两天就可以学个大概。当然，不会双盘，一样可以练习导引。散盘、坐在椅子上或站桩都可以用莲花导引运气的外身修炼法，如同练习舞蹈、瑜伽一样，有拉筋、养气的效果，对养身是有好处的。由于导引运气修炼是慢功，还可以静心，适合工作节奏快的人在休息时活动气血、强身健体。所以初修者会些姿势后，用来养身，帮助气血循环，也是好的。老年人跳广场舞，也同样有益身心，但修养者一定要知道，那只能起到健身的作用。

要想修炼好莲花导引运气的内身修炼法，一定要配合双盘、运气、调息。许多人光双盘不痛就需要一定的时间，看起来越简单的东西越不容易。如果不把基础打扎实，就直接练习套路，这和外身修炼法一样，作用仅在健身。

莲花导引的密身修炼法在于运气套路的前后入定观想，制作混元如意球的过程以及运气时眼神是否集中，有没有将全身细胞当眼、耳、鼻一样用；运气时严守气息的动、静要点。例如静时看不出来动，但实际在动，而动时身体内部突转，若气吞山河，爆发出千钧之力等。

学习了外身修炼法的修养者进展很快，一套动作三五分钟即可完成，但用密身修炼法，加上前后入定，调身、息、心的时间，至少三个小时才可以完成。同样一套修炼法，配合的心法、调息、意念不同，功法天地悬隔。外身修炼法的运气，是气血之气；密身修炼法的运气，是气脉之气；内身修炼法的运气，全在于修养者当下的境界、状态。随着本人发生变化，气的变化也忽上忽下。在运行中的“气脉”中的气，其变化不可捉摸、不可思议，因此，除了有稳定基础的成就者，普通修养者在认真修习运气套路时，身体出现的任何感觉，包括酸、麻、肿、胀或者酥、痒、暖、乐都是暂时出现的现象，都是气血变化的反应，不要沉迷和执着在身体这些气血的现象里。真正达到气脉运动变化产生的气动，只和精神相关。身体反应多是气血的变化反应。

如果修养者确实有很特别的精神反应出现，要请教老师，不要自己胡思乱想。导引的过程，可谓“毫厘有差，天地悬隔”。一个活着的人，不同境界、缘分、意念、气场下的状态都不同，而不同现象有时可能是契机，有时却可能是歧途。

第八讲

桩功：立身中正为要

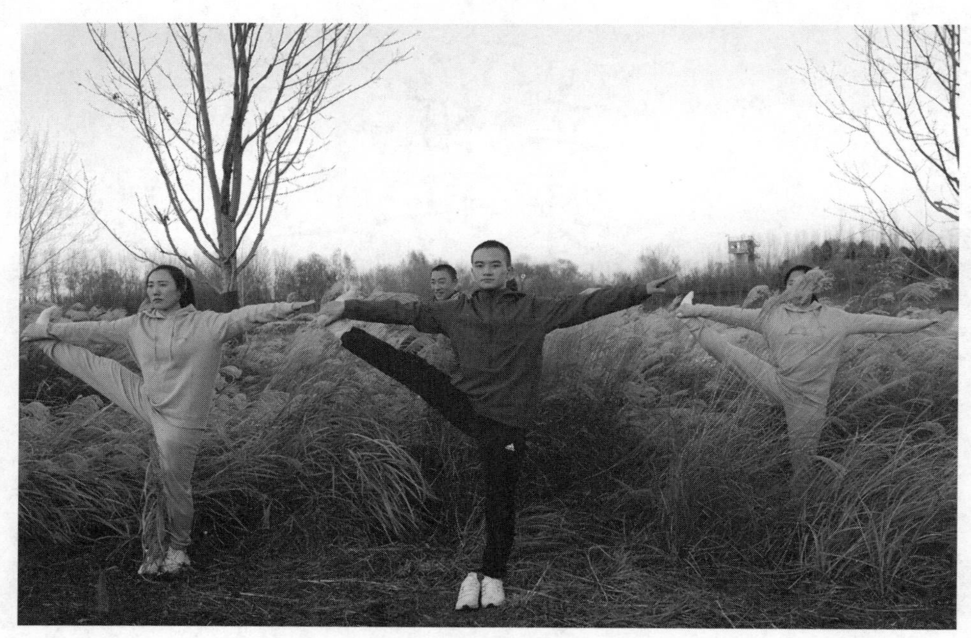

桩功

站桩是所有修炼的基础

站桩几乎是所有功法的起势，也是练功的基础。修养者立时如树生根，几人推之不倒，动时能做到“上动下自随，下动上自领，上下动中间攻，中间攻上下合”。不管前进后退还是跳跃转身，修养者均能保持平衡均整，这才叫桩。

许多人问：为什么一定要站桩呢？站桩是修养诸法里很重要的一个环节。站桩是让身体重新有序化。身体有序化以后，就可以把心解放出来，即把心从日常习惯的被念头束缚的状态里解放出来。站桩和静坐一阴一阳，是下手点不同的修养法。

有人问印度瑜伽怎么不站桩。印度人不是不站桩，而是印度人对站桩的说法和姿势与我们的不同，山式、半月式、战士式等都是印度瑜伽中的站式。但站式和站桩还是不同的。站桩，顾名思义，要站成一个木头桩，而非站一会儿就行。站一会儿只可能增强下肢力量，而站桩不仅能增强下肢肌肉力量，还能站出换劲。

《易筋经》云：“内清虚，外脱换。”其中，“外脱换”就是指“易筋、易骨”。普通人出生以后，筋骨会受到各种生活习惯的干扰，在人成年后多处于异位。“易筋、易骨”能使自身筋骨从根本上归位，以“脱胎换骨，脱壳换相”。《拳经》中还有“补短截长”之说。所谓“补短截长”的“截长”，就是去掉筋骨的僵拙之力，使筋骨灵便。《越女论剑》中所说的“开门闭户，阴衰阳兴”里的“阴衰”，即消除筋骨的僵拙，使筋骨通灵。只有筋骨通灵，自身外形“柔若无骨”才能适应拳术攻防时“随其变化而用招法”的法则。老子曰：“骨弱筋柔而握固”（《道德经·第五十五章》）；“天下之至柔，驰骋天下之至坚”（《道德经·第四十三章》）。

因此，站桩不是把腿部肌肉绷紧，而是要越站越柔软。先站住了，用腰把精神领起来。精神领起来以后先松脖子，再松喉头，松肩。松肩的时候不能松精神，脖子不能梗，也不能前倾或者后仰。再接着松横膈膜，这时候一定要面带微笑，上身就全解决了。领起来的精神是架子，我们还要让精神充满。怎样算精神充满？精神充满就是站在那儿等，等到感觉精神充满了，此时脚仿佛就不沾地了，身体的沉重感就没了。要注意，脚掌应舒放于地面上。如此一来，之前浑身还是实在的，现在空了，紧张感没了，越站越松，越站越柔，这才叫精神桩。

接着是下半身。先松踝关节，再松尾闾，这样，胯部解决了，就逐渐“站没了”。什么叫“没了”？“没”之前是有，有紧张在，紧张时是没有精神气的，不把精神气找回来，站得腰酸背痛，也只有肌肉和骨头的存在，所以是不对的。

所以站桩时要先提点精神，把精神领起来再松肉和骨。外行是教人先松，精神没提起来，松的只是肉，而站桩练的是精神。一定要先把精神立起来，然后有些地方不松再将其转化。这个次序很重要。要站到只有精神，没有身体，身体用不上力，感觉自己完全不存在了。

其实最大的秘诀就是用不上力。如果只是呆站着，就一定会站僵。只有找到“没了”的感觉时，面部表情似笑非笑，自己和天地自然才融为一体了。似尿非尿，底下的胯就打开了，胯一打开就把外界容进来了。一个是把自己融化，一个是把外界容进来。没有敌意、没有紧张、没有杂念的时候才能把外界都容进来。周身无一处着力，脚也是不着力的，就是舒放在地上。它是松胀的，因为有重量压在它上面。站着的时候，它跟空的一样，一点压力都没有，专业术语叫“气腾”。

精神提起来的时候，脚像一张纸一样舒放在地上。脚和地的这种关系，不仅仅是站。当脚抬起来时，它和地之间的关系也要保持不变；也就是抬起来好像不用力，要弱化自己的身体，让那种持续不断的感觉出来。说动它在静，说静它在动，这就是力含宇宙、天人合一。站桩时，脚跟地有关系。抬脚修养的时候，脚抬起来后跟地的关系也没变，变就不行。习者得抽丝拉线，就像跟地没有分离过。太极是这样，推手是这样，元修养也一样。修养好的人跟万物的关系，就像脚跟地的关系一样，形体应当似水流，就像水从来就没离开过万物，即使不接触的时候也没离开过，时刻都在，处处不离。

《拳经》云：“肌肤骨节，处处开张。”自身筋骨处处开张，是外形最大之动变“蓄势”状态。蓄势充足，才能有发放之威力。因此只有自身形体达到“柔若无骨”的至柔至阴之境，才能有“柔曲”的走化，才能做到发力时内气有至刚之用，有“粘走相生，化打合一”的虚灵。元修养的精髓亦在此。

为什么筋要抻、骨要拔？抻筋拔骨为什么总是并提？太极名家马国兴先生对此从理论到实践体悟，均有系统论述，以下略撮其要。

筋，人身之经络，骨节之外，肌肉之内，四肢百骸，无处非筋，无经非络，联络周身，通行血脉，而为精神之外辅，与骨配合。如人肩之能负、手之能摄、足之能履，周身之活泼灵动者，皆筋之挺然。然而，常人的筋几乎都不正，有筋弛、筋挛、筋靡、筋弱、筋缩等各种病态，因此元修养用“易筋”法坚固体魄，壮内以助其外。易筋之法，即以力斡旋，也就是对筋挛易以舒；对筋弱易以强；对筋弛易以合；对筋缩易以长；对筋靡易以壮，虚则实之，实则虚之。

有易筋之理，必然有抻筋之用。筋骨相连，易筋之后，便是正骨。“骨”，变化通灵处在“骨节”。骨节是骨的空隙、人体的壑谷。“柔若无骨”不是骨头没了，而是节节贯穿的气变化时，骨节处精神填实，如同钢铸，如铁如石，屈之不能伸，伸之不能屈，故而骨节要活，不活则无力；也就是必须增加骨密度，骨密度增加，骨坚如铁石，即敛内气入骨，而肌肤骨节处处开张成最大的动变蓄势，以使内劲刚发时，各种拔骨功法大显神威。

站桩时如何不用力？要知道站桩不仅是外形上的站，还要有意导引内气在筋膜、骨膜、骨关节间隙中运行，外形只是以轻微的“拉伸”动作来配合，此属“有为”。初习者如法持续练习一段时间后，内气、外形配合会逐渐默契。待能达到心到意到、意到气到，气到则筋抻，骨关节自然伸展拔长，自己又不觉用力，只感到是内气运行自然使筋骨有“对拉拔长”的感觉，此时则内练的“有为法”功成，应继续转向“无为法”修炼。

此阶段可以明显体会到心到意到、意到气到、气到则形的筋劲骨力亦到。“气到力到”之“力”乃针对“抻筋拔骨”而言。所谓“无为法”是只专注于“内气”在自身体内运行，意敛内劲入骨，而此时形体不做任何拉伸的配合。内气循行于自身各个部位时，骨段本身都有节节对拉拔长之内动，这是内劲运行时骨膜的膜起与膜张。达到此境时，“脱骨力”油然而生，自身内外无牵扯无障碍，“神、意、气、劲、形、中”六合一统，此便是“无为法”习练成就时。

明白了这一点，就明白了站为何叫站桩，坐就是坐桩，卧也能成卧桩。坐桩，大家容易理解，而卧能成卧桩，许多人就不明白了。卧的练法也有神效，又名“睡功”，能让全身产生各种自发的抻筋拔骨，是站桩、坐桩时人不能体验到的。凡人正常睡觉，哪怕睡得再香也只是普通休息。合道的睡觉才是真养生，如同返璞归真，可以深度修复和补充身心能量，让人恢复元气。

站、坐、睡三种体式，成桩的基本核心都是“致虚极，守静笃”（老子《道德经》），然后“以观其复”（老子《道德经》），才能进入到入定层次。现代人工作繁忙，生活节奏快，很难有时间专事入静，更何谈入定？再加上现在有很多人喜欢熬夜，甚至有些人终夜不睡，违反生理规律，使神经调节系统发生错乱，反惹睡魔，流弊百出。孔子说“曲肱而枕之，乐亦在其中”，即睡功。睡功的核心就是心息相依，息行心行，息住心住，息运心运，息止心息。以睡功著名者当首推华山隐士陈抟，他曾高卧华山一睡数日不起，后竟于睡中得道。睡与定极为相似，睡中无思无虑，定境混混沌沌，于睡中和合道，故称为“相似定”。

普通人的睡眠会经历浅睡阶段，大脑皮层活跃，梦境纷起，干扰睡眠，影响睡眠的质量，次日会有疲乏感。以睡为修养的功夫则越过了浅睡阶段，直入深层睡眠，其特点就是无梦境干扰，确保了睡眠的质量，一睁眼便觉百脉调理、精神舒畅。睡眠能感阴摄阳。普通人夜间睡熟，至静极之时只能感召天地之真阴，作为次日精神的张本。若以心息相依的睡眠功夫而睡，以我心息之和感召天地之和，天人合发，则真阴、真阳能同时感召，其利益，岂有量？我们的身心疾病多为呼吸气结或神气不调，导致气血阻滞所致。心息相依，气息平和，先天真阳一到，全身酥软快乐，气血舒畅，疾病自去。因此无论是站桩、坐桩还是睡桩，都是在以不同方式、方法解身心疾痛之苦。

不要误解站桩就是不动的，站桩亦有动式法，又名“动桩”。注意，动桩的重点在桩，动的时候还得是桩，才叫动桩。这是修炼内气导引的方法。元修养有动桩练习，以双足虚实的倒换、双手的开合、起落的环绕动作为主，同时内气随形体动作而运行，或以内气运行支配形体运动，皆可以达到抻筋拔骨的内练效果。无论男女老少，皆可按站桩修养法修炼，循序渐进，功必有成。

有几个地方需要特别注意，一是弹簧力，二是松腰落胯，三是虚灵顶劲，三者缺一不可，这也是桩功的核心。站桩必须站出弹簧力，不苦练到筋，弹簧力就出不来。要站到肌肉站不动时由筋来代偿，筋越强肉越松，慢慢就换过来劲了。所以是先练到肌肉，再到筋、到骨，再往里练到气血，气血练完了练到皮，越练到深层力越大。站桩过程中，疼、酸、麻、胀、累是必不可少的。当然，麻不是真麻，酸不是真酸，这些感觉无法用语言描述。剧痛无比至木的时候，全身筋起来的时候，人只会累。有时疼和酸同时具备，有时四种同时具备而疼没了，或许酸麻同时具备。没有疼感，只有酸、麻、胀、累时说明人已开始均整。练得剧痛则练的是肌肉，肌肉不疼了才练到了筋，这时是深层感觉往里钻。感觉物沉时练到了骨，到了毛孔呼吸时练到了气血，越往深的层次走力越大。站桩时如果生理上不发生变化，就是假站。我们说毫不用力，并非无力，而是在用力时本身力是往回收的。

松腰落胯，膝盖要提，头顶上劲，这三块有了力，练推手就能推动人了。站桩如果站出了体会，就不可能不站，一天不站就不舒服，因为筋团着呢！站桩时每次都加力抻拉，那样才能每天加深内力和内气。至于虚灵顶劲，无论坐还是站，头部都要保持正直，下颏微收，气贯于顶。如果头顶无劲，气就发不动。

除此之外，站桩还有“八虚”。对此，唐代医家杨上善解释得比较好：“八虚者，两肘、两腋、两髀、两腘。此之虚，故曰八虚。以其虚，故真邪二气留过，故为机关之室也。真过则机关动利，邪留则不得屈伸，故此八虚，候五藏之气也。”（《太素·刺法》）八虚是一身之气经过的八个最大关节处。“真气之所过，周身三百六十五节”（《黄帝内经》），指全身上下这么多关节，都是气血行走的地方。相对来说，关节处是人体比较虚弱的地方。这八处就像水管的拐角处，既是邪气最容易停留的地方，也是气血最容易壅堵的地方。经络不通，气血就容易壅堵，身体就会随之疼痛、麻木等。

八虚也是寒冷冬天人体最暖和的地方。虚就是薄弱环节的意思。衣裳最容易沾灰的地方多是褶皱处，人体的八虚就好比这些地方。小到感冒，大到治疑难杂症，五脏之邪就喜欢藏匿于八虚。

肺心有邪，其气留于两肘，在肺则尺泽，在心则少海之次。而站桩时沉肩坠肘，就是对心肺最好的疏通。

肝有邪，其气留于两腋，期门、渊腋等穴次之。两腋走的是肝经和胆经。肝有病，其气在两腋。而胆主全身的生发之机，所以两腋松开了，对肝胆乃至全身都有好处。

脾有邪，其气留于两髀，脾与胃合。其脉皆自胫股上出冲门、气冲之间，故邪气留于髀胯者，为脾经之病。两髀就是人体大腿根部，这是人体最大的关节处。站桩时首先放松这里，胯骨轴能够轮转松弛，就是运化得力的表现，对脾脏供血十分有好处。

肾有邪，其气留于两腘，肾与膀胱为表里，其经皆出膝后阴谷、委中之间，故邪气留于两腘者，为肾经之病。腘窝处有两个重要的穴位叫委中。委中穴也是人体最容易产生病灶之所，很容易产生筋结，此处经脉不通会导致腰背疼及头疼。因为膀胱经走头，所以有“腰背委中求”的说法。

站桩几乎是所有功法的起势，也是练功的基础。修养者要立得如树生根，几人推之不倒，动时能做到“上动下自随，下动上自领，上下动中间攻，中间攻上下合”（王芗斋《站桩漫谈》）。不管前进后退还是跳跃转身，均能保持平衡均整，这才叫桩。元修养本就是在阴阳二气平衡、互根、消长、转化运动中的修养，是无休止的动静平衡之功。明朝《憨山大师年谱》中有一段记录：“一日粥罢经行，忽立定，不见身心，唯一大光明藏，圆满湛寂，如大圆镜，山河大地，影现其中。及觉则朗然，自觅身心，了不可得。即说偈曰：‘瞥然一念狂心歇，内外根尘俱洞彻。翻身触破太虚空，万象森罗从起灭。’自此内外湛然，无复音声色相为障碍，从前疑会，当下顿消。及视釜，已生尘矣。以独一无侣，故不知久近耳。”文中所说的“行”，指行禅。“立定”便是大师于五台山龙门以“立禅”法入定，具体入定了多久没有记载，我们无法猜测，但从锅中积尘来看，应是立了数天之久。能立禅入定的关键条件就是全身放松，大修行人行住坐卧皆可放松。

“立”是“形、意、气、力”的有机结合。“立”的体式随修养者的境界变化而变化。如站无极桩时，两臂姿势可开可合、可高可低、可抱可撑、可按可捧。姿势不同时，相应的意念也随之变化。花开时即两手如花开状，学人心生欢喜。花闭时，学人心生希望，双手高低起伏，一为花根一为花叶，根叶起伏如一年四季交替，四时凋零，可以进一步体会无常。有的体式是非对称性的，如一手托脚、一手平举，也有的是对称性的，如两手同时朝上或朝下。总之，姿势有所变化，修养者可根据自己的具体情况保持身体均衡，尽量做到挺拔舒适，松而不懈，紧而不僵，上虚下实，如树生根。

《易筋经·总论》云："谓登正果者，其初基有二：一曰清虚，一曰脱换。能清虚则无障，能脱换则无碍。无碍无障，始可入定出定矣。知乎此，则进道有其基矣。所云清虚者，洗髓是也；脱换者，易筋是也。"可见，清虚净化和脱胎换骨是修养的初基，但这些非关理论，乃须通过实修而证。从养生角度讲，人体的能量供养途径有经脉中的真气供养、血脉中的氧气供养、筋脉中的能量供养三种。所谓"易筋"的脱胎换骨，主要是指激活筋脉和气脉中的气机，以此打造生命的新气象。

《庄子·大宗师》云："大道，在太极之上而不为高；在六极之下而不为深；先天地而不为久；长于上古而不为老。"物极则变，变则化，化而万物生。行、立、坐、卧皆是修养，虽各有侧重点，但均无可替代。站桩虽效果好，但相对来说，姿势简单，要求却高，如果站立姿势不正，反而有副作用。例如，有些本身脊椎变形的修养者，站立时尤其要关注姿势，调整好呼吸，否则对身体有害无利。

通常初习者过了腿关后，静坐是较为舒服的，所以其内心更倾向于静坐，但执着于坐也同样是病，容易让人产生幻觉和妄想，故此，需要清醒地立，让身心不至于昏沉。尤其是现代人，心理容易产生强烈的依赖性，会沉迷于各种"舒服"的感觉，而灵感恰恰来自敏锐。修养可帮助我们保持警觉，对事物的反应越敏锐，越能看清事物的本质而不迷信。

习得平常心

智者并不是有什么神通，而是通晓天地变化之规律，以应天时、地利、人和。凡人由于不明“时空”的真相，浑然不觉道的无所不在。修养，就是为了让我们变得更加贴近自然，更加智慧，更加敏锐地捕捉天地密码。

修养是为了身心能“松”，松的入门处在动静平衡。静功可中和阴阳、疏通经络、发掘人体潜能，是蓄力的过程。习练者可达到内、外交合，即内合神与意、意与气、气与力，外合肩与胯、肘与膝、手与足。而动功是积蓄之能量的使用和发挥，使内气、内劲由丹田发向四梢，节节贯通，平衡六面之力，使内气运化通达，从而使周身畅通无阻，进而能将静态的内、外交合汇入一体。动静在动态中保持平衡，如运动员走平衡木之时，周身皆能和意念一体，这叫“法密如笼”，是站桩的上乘之境。

有人问：站桩时，如果身体感觉越来越饱满，这是不是就是“法密如笼”了？其实站桩是静中动，能使得身体的皮膜和骨膜得到充分激活，逐步产生形如空鼓的气囊，将身体逐渐包围。这是由于易筋、腾骨产生的气囊充分地扩展到全身，此时，修养者体外好像有个大气球，体内则有无数个小气球，人居于各种气球中。此气即通过站法所得之真气。习者每日修养时，通过调息运气，能越来越清晰地将真气布于全身的筋骨皮肉之间，使之产生巨大的保护身体的能力。这种使全身被气球包裹的修法叫“布气”。“立”的过程中，修者通过不同的运气、调气、炼气、养气等法，最后将易筋、腾骨、布气三种不同的功夫融为一体。

一切能立着入定的功夫都叫站桩。不仅是武术、功夫的习练者要站桩，古代智者虽不修功夫，也常常站桩，只不过名称不一样。例如古人夜晚长时间站立观察天象就是一种“站桩”。像诸葛亮这样的智者，也许并没有专门修炼功夫，但常常长时间站立观察天象，这类“静立”功夫，我们叫“天立”。这些智者的站桩和我们修养时的站桩有何区别呢？习练元修养时，行气重点在下丹田处。修至稳定时，行气无重点，可以说遍及全身，无处不丹田。而智者观天象时，虽也是一动不动，甚至有时站一整夜，但他们行气的重点集中在上丹田部位，主要是依靠上丹田能量。

还有人问：星光到达地球经历了千万光年的旅程，古人观察天象的变化真的有用吗？他们真能通过观察天象预测未来吗？这两个问题很有意思。我们眼见的星光，可以说是经历了千万光年而到达地球的影子。我们观察的天象，其实不过是各个阶段不同的“过去”，也就是我们在看过去。虽然星光是过去的影子，但是古人通过长期观察发现，星光移动的方向是有规律可循的，是可以和地球上万物万有万事的变化相吻合的。这也就预示着过去、现在和未来之间有种神秘的连续性，不能够独立视之。中国两千多年前的古书《鹖冠子》中曾记载：“斗柄东指，天下皆春；斗柄南指，天下皆夏；斗柄西指，天下皆秋；斗柄北指，天下皆冬。”黄昏时观察北斗七星的位置，可以判断当令的季节，这种观察天象规律变化定四季的方法，叫作“观象授时”。

在没有历法的时代，古人就是通过天象变化了解时令季节的。据古人的记载，数千年来，有感而遂通天地者，能通晓天机。这样的智者并不是有什么神通，而是通晓天地变化之规律，或以《易》悟道，提前通过天体运行现象推知自然变化规律，以应天时、地利与人和。智者可预知事物的变化规律，凡人则由于不明“时空”的真相，浑然不觉道的无所不在。修养，就是为了让我们变得更加贴近自然，更加智慧，更加敏锐地解开天地密码。

其实天地是很神奇的，不同星光代表着不同的过去时间段，但是却投射在同一个天幕上，这意味着什么呢？也许这意味着天、地、人，过去、现在、未来，无极、太极、法界等都是无别的，是同时存在也是彼此相关的。从地的角度看，天在高处，从天的角度看，地在高处；从我们的角度看，星光是过去，从另一个角度看，我们即未来……习惯了线性思维的人，无法逃出思维的监狱，站桩是为了能“见”。过去、现在、未来是个圆相，无前无后、无生无死、无来无往、无一无异、无高无低、无内无外、无我无他……

除了双脚站桩，单腿蹬腿和单腿金鸡独立也是能入定的。明朝时期广东新兴的普行禅师，在鸡足山迦叶殿挂单。大家看他瘦小，戏说他是南蛮子，腿软不堪久立。禅师即翘起一足，金鸡独立三天。众惊为天人，赞其为“铁腿罗汉”。

元修养，为的是让习者有一颗平常心，不刻意、不造作、不攀缘、不恐惧、不装神弄鬼、不偏不倚。前文我们谈到了智者可以长时间站立观天象，有许多人，如站岗的战士、下地干活的农民也可以长时间站立，不过，和智者的天立不同，他们的站立叫“地立”。从外相上看，站岗和站桩都是身体一动不动，然而从力的角度看，无论是农民还是战士，使用的都是下肢肌肉的力量。这就和初级站桩时应用肌肉力一样，还没到深筋膜。到了深筋膜才叫功夫。真正的站桩要站到柔弱无骨，浑身不用力，心无旁骛，内外合一，这便是“空立”。

元修养的每一种修养法都暗藏了契“空”之密机，每一式皆合性命之源。凡人皆有根，有根方能生发，人若无根，心必不安。而人生在世，生老病死，忽在忽亡，百年岁月，石火电光，世事无常，根在何方？根乃在“空”处，此“空”是生万物的根本。能契合“空立”者，以看破浮生梦幻而成就。人身之根，无有恒常，全凭一点灵气运动，灵气旺则身存而生，衰则身亡而老、病、死。人之存亡生死，全在灵气的盛衰。所谓灵气，乃灵性之表现，其生于先天，藏于后天，位天地，统阴阳，运五行，育万物，其大无外，其小无内，放之则弥六合，卷之则退藏于密。

能放空自己的习者，修养时需顿契自性、本性、灵性，这和普通人站桩主要是为了提高下丹田的能量有区别。其心法是“空”。这种修炼不仅有站桩的效能，能帮助身体气血、气脉的打通，易筋正骨，更重要的是能颐养生命体的精神能量，激荡出生命本自具足的浩然正气，让习者拥有一颗平等心、一颗无畏心。

儒家说精神乃“庶民去之，君子存之”(《孟子》)。庶民去之者，是去精神而逐物质；君子存之者，乃存精神而不屑于为物所转。人因逐物质，于是灵性幽暗不明，因其灵性幽暗不明，故颠倒梦想，本末倒置，贪恋荣华，争名夺利，认贼作父，百忧惑心，万事劳形。

有些人不懂身体规律，通过健身、运动、锻炼，把全身的赘肉都练成肌肉，能随时调动身体，控制骨骼，将腹、腰、腿、骨骼各处的力量拧成一股，每一拳出去都有千斤重力，这用中国传统文化来看走的是刚猛的路子，练的叫“明劲”。明劲能让人体突破极限，但也让人不懂得收敛元气，所以练成明劲的人，力量虽然强，但体力、耐力都难持久，而且不能养生。到了中壮年期，元气衰败，一身肌肉得不到保养，都会松弛下来。若出拳踢腿只会用手臂和腿部肌肉力量，而不会调动腹腰力量，则把精血体能化成元气能量热量的功率也小。若是只懂明劲，一味猛打，又得不到足够的营养补充，则把身体的精血体能都耗尽了，会比普通人衰败得更快。

修养，修的其实是“暗劲”，也叫内力。好的修养者一定善于养气。何谓气？人活动之时，每个动作都要使用能量热量，这股能量热量就包含元气。人剧烈活动后，气血精力都会化作热量能量，和汗水一起通过毛孔释放出去，这就是练精化气。能不能含住这股气，则是养生和不能养生的本质区别，也是内家和外家的区别。刚猛的路数练明劲，能发不能收，所以每一拳出去发力越猛，元气奔泻得越厉害。如何养住气？全身的毛孔就像是身体的闸门。要闭住元气不外泄，首先要学会关闭这道闸门，也就是能在适当的时候闭毛孔。

怎么闭毛孔？人是不能随意控制自己的毛孔的，不过可以通过外部的刺激来感受到闭毛孔的特征。比如元修养的熏疗法，让全身毛孔一经熏疗受热，在茶气中都张开了，元气会随着毛孔渐渐地散发出去，导致浑身出汗。常人元气散发得过多，会头晕眼花、胸闷气短，这是元气奔泻过多的原因。当人剧烈活动后，被冷风一吹，全身一激灵，皮肤受冷刺激会起鸡皮疙瘩，人会精神一爽，头脑立刻清明，这是因为毛孔受刺激紧闭，阻止了身体元气的流失。这个时候起鸡皮疙瘩就是闭毛孔的表现。修养时也是同样的道理，全身发热，微微出汗，全身的精血体能都化成元气，要冲开毛孔散发出去。这就好比一罐子火药，装着的时候没事，一旦点着，立刻体积千百倍地膨胀，炸破罐子迸发出去。火药一炸，罐子也就完了，支离破碎了。人体也是一样，元气一冲出去，人就虚了。

熏疗里有闭气导引法，当元气要冲开毛孔散发出去时，人就要控制身体，使得毛孔全部闭合起来。就像野兽一受惊，尾巴先一竖，随后腰一挺、背一弓，全身的毛根根直竖，这就是闭毛孔。元修养的熏疗法就是要人学野兽，先从尾巴开始，也就是从尾椎开始，把重心放在尾椎上，然后骨骼一节节往上推，等推到颈椎骨的时候，毛孔自然闭合。这有点像人受惊时，一股凉气从尾椎直冲天灵盖。意识通过脊椎神经上传至大脑，大脑迅速做出指令，控制全身猛地闭上毛孔，又把元气逼了回去。元气在体内升腾，就如凉水浇到烧红的铁上。有的人的太阳穴会鼓起来，也有的人的眼睛特别明亮，这就是暗劲。

所以修养时一发一收，全身元气劲力来回鼓荡，如长江大河奔流不息，无论多长时间，都不会虚亏元气。元气一点都不外泄，才叫真本事。修养，是为了养生，不要大喜大悲，更不要急躁。好的修养者能控制自己的心境，用心力来激发暗劲、喷出元气。心力是心脏推动血液的力量。元修养的站桩五式修好了，修养者的心肺功能一定特别强。

在站桩中最后收功的时候，将双手提在眉心和太阳穴平齐，然后缓慢地下按到腹部。这一按大有名堂，是通过调节心情，把活动中调起的真气还原到宁静状态。通过调节，上升的元气满满地沉降下来，落到腹部两肾之间。

五行之中，心属火，肾属水。肾水主沉降，以肾的沉降来过滤掉全身的毒素和杂质，再通过尿液排放出去，保持身体的洁净。大小肠的功能同样是过滤杂质，最终通过粪便将杂质排泄出来。

经脉是表皮神经系统，用来控制人的表皮。比如有的时候人无意一急，身上不出汗，手心却全是汗，这就是无意之中贯通了手上的表皮神经。有一小部分人能控制自己的耳朵上下轻微地动，这是天生就通了耳部经脉的人。但这是无意识的，不能随自己的心意自如控制，只是碰巧，是运气。若修养得好，人便能控制全身上下每一寸表皮的张开闭合，使全身上下成为一个整体，这才是暗劲练到了家，换成了"整劲"，也是控制力精确到了每一分一毫的"化劲"。六合之中，肩与胯合，肘与膝合，手与足合，心与意合，意与气合，气与力合。人的意念一急，就要出汗，这就是意与气合。人能控制住身上整体的毛孔，这才是整劲，也叫内劲。

元修养的站桩五式，包含了无极桩、金鸡独立桩、双峰贯耳桩、蹬腿桩、莲花手桩。其中，前两个属于静中动，后两个属于动中静，体式不同，但殊途同归，都是为了将明劲换成整劲，将外泄的、消耗的气，换成内养之气。此时，人不但五脏强化、腰肾强化、小腹强化，还能运用心力控制身体每一寸的表皮毛孔闭合，达到体呼吸的境界。

第九讲

熏疗法：四种养生智慧

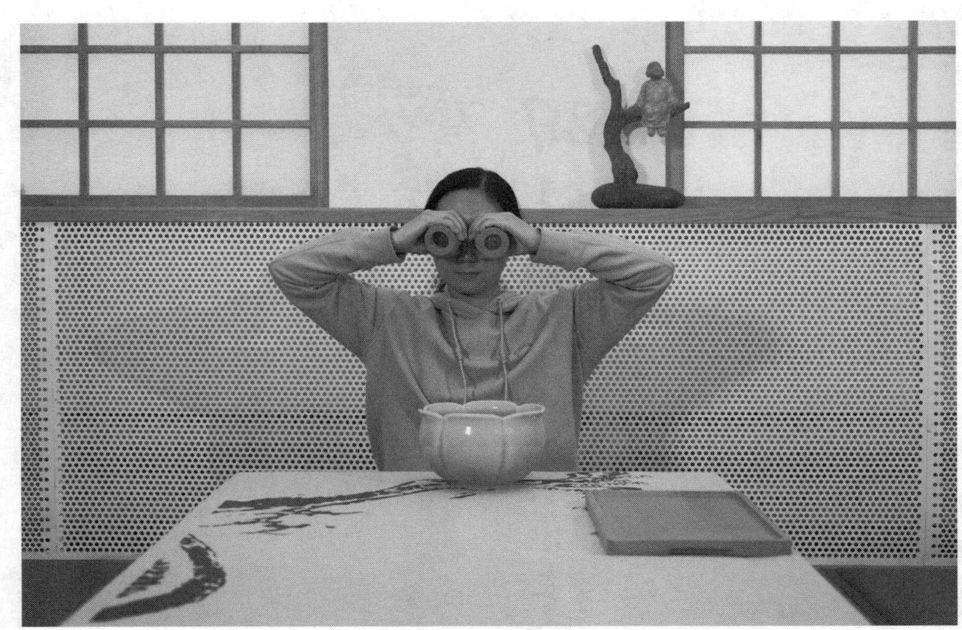

熏疗法

人类的平均体温下降了

病毒升级了，而人类却普遍变得臃肿了、缓慢了、懒惰了、迟钝了。当室温能人为调节了，人的体温却下降了。这意味着什么呢？

人体的健康体温是37℃，而现代人的普遍体温都是36℃甚至更低。我们要知道人体的体温下降，免疫自愈功能也会随之下降。虚则寒，寒则湿，湿则凝，凝则淤，淤则堵，堵则瘤，瘤则癌。寒湿为万病之源。人体有十二条经络，每一条经络的堵塞都会让身体产生相应的问题。熏疗法，是元修养里可祛寒湿、提升人体温度、升阳通经、活络排毒的修养法。

人体是由灵性带动的，当灵性蒙尘时，人体便改由生物本能带动。本能会遵循代偿法则。当细菌病毒侵入，本能会用发高烧来刺激免疫系统的活力，和不速之客决战。高烧创造了一个热环境让病原体很难存活。然而现代人一发烧就紧张，尤其是孩子发烧，忙不迭去医院开退烧药、输液，长期治标不治本，令免疫力逐渐降低。

随着外界环境温度不断升高，病原体适应的生存环境也在同步升温，一旦病原体适应更高的温度从而令免疫系统休眠，加上病毒升级，对抗生素产生了耐药性，人类还能用什么去作战？病毒的升级速度比我们想象的要快，病毒升级了，而人类却普遍变得臃肿了、缓慢了、懒惰了、迟钝了。室温能人为调节了，人的体温却下降了。这意味着什么呢？

1851 年，德国医生首次确定了人体正常体温为 37℃，然而现代人的平均体温在持续下降，不到 200 年下降了 0.4℃，37℃似乎已经成为历史。体温每降低 1℃，免疫力就会下降。体温每升高 1℃，免疫力就会相应提升。体温也和基础代谢率挂钩，体温每上升 1℃，基础代谢会提高 13%。体温过低可能意味着代谢也低，从而淋巴液、气血运行都会变得缓慢。

有人不理解，蝙蝠身上携带那么多病毒为何没病？那是因为蝙蝠的体温高达 40℃，让它似乎百毒不侵。

人体中有大约 60 万亿个细胞，血液负责向这 60 万亿个细胞输送营养和氧气，并带走二氧化碳等废物。血液中的白细胞具有免疫功能，可以识别体内异物，并做出相应的免疫应答。体温高时，血流速度快，白细胞能更快地发现体内异常，把病原体扼杀在摇篮里；反之，体温下降，代谢低，则血液流速放缓，白细胞很难在第一时间发现异物，即使发现了也无法及时做出反应。反应灵敏的白细胞不仅能抵御外部病毒和细菌的攻击，还能监测体内的癌细胞并及时清除癌细胞。健康的人体每天也会产生大量癌细胞，如果免疫系统怠工，可能会任其疯狂繁殖。

熏疗法是指将茶、花、草、木、植物根茎、精油或药物等经单方、复方配比后，或直接使用或发酵后使用，用这些原材料煮沸后产生的热气或冰冻后产生的冷气来疗愈身体，由气对人体发生的冷凝和蒸腾作用，气可经皮肤达五脏六腑，促进全身血脉畅通、吐故纳新，起到滋润肌肤、祛风散寒、除湿止痛的作用。我国运用熏疗法的历史悠久，自先秦就有应用于临床的记载。

元代《御药院方》就有了用熏疗法治疗关节痛的记载。根据疾病部位的不同，目前常用的熏疗法有四肢熏蒸法、全身熏疗法和腰部熏疗法。元修养熏疗法从头部入手。许多人误以为，头部需要清凉，所以不能用熏疗法，这种想法是不明阴阳辩证之理才有的。发热是内热而外寒，头部要想常清凉，必须去除内在湿寒，保持外热而内凉。尤其是想要头脑清明的人，更需要使头顶保持清凉状态，这就需要使用熏疗法。

《素问·脉要精微论》指出：头者精明之府。人体的经气通过经脉集中于此，所谓气出于脑。十二经脉的走向和交接是有一定规律的。手三阴经从胸腔走向手指末端，交手三阳经；手三阳经从手指末端走向头面部，交足三阳经；足三阳经从头面部走向足趾末端，交足三阴经；足三阴经从足趾走向腹腔、胸腔，交手三阴经。如此一来，人体就神奇地构成了一个“阴阳相贯，如环无端”的太极图一样的循环路径。手三阳经止于头部，足三阳经起于头部，手三阳经与足三阳经在头面部交接，所以说“头为诸阳之会”。头是所有阳气汇聚的地方，凡五脏精华之血、六腑清阳之气皆汇于头部。百会穴位于头顶正中，过两耳直上连线中点，是百脉所会之处。

五脏之精气，皆上注于头。凡病位在脑者，与心、肝、脾、肾皆关系密切，基本都属阴阳失调、气血逆乱上犯于脑，细分则有虚、火、风、痰、气、血六端相互作用而发病。风寒、寒湿、风热上扰清空、清阳不展而致头痛者，便需用祛风散寒之热法熏疗。内伤如肝阳、肝风、痰浊、肾虚、血虚、瘀血等引发的头痛，由情志不畅所致的偏头痛、高血压等，皆可用热法熏疗对治。痰浊阻遏清阳，上蒙清空而致头痛者，亦需熏疗法降逆泄浊。

汗法是中国传统医学的治疗八法之一。《黄帝内经·素问》亦曰："其有邪者，渍形以为汗，邪可随汗解。"熏疗法使熏疗用原料的能量通过气的作用直接接触到皮肤，逐渐深入，经内热驱动，使病邪从皮肤随汗而出。孙思邈的《千金要方》里记述了柳太后中风不语后用熏疗法苏醒的案例。名医许胤宗是南朝梁大同二年（536）出生的，他医术精湛，以用药灵活变通、不拘一法闻名。当时陈国的柳太后中了风，面部神经麻痹，嘴也失去了正常的功能，不能吃东西，更别说吃药了。御医们束手无策。许胤宗来到宫中，命人做了十多剂黄芪防风汤。其他御医见状说："你明明知道太后不能喝药，还做这么多汤药有什么用？"许胤宗笑答："我不是让太后用嘴喝药。"随后他叫人把滚烫的汤药放在太后的床下，汤气便在太后寝宫弥漫开来，药气慢慢侵入太后的肌肤并进入身体。之后，他让人扶起太后蒙面熏药气。太后身上汗出不止，不一日，病情果然好转。御医们惊叹许胤宗竟然能想到如此绝妙的办法。

十二经络贯穿于人体全身，是内里脏腑与外在皮肤的连接桥梁。所以内脏发生了病变会反映到皮肤上，皮肤发生病变也会牵扯到脏腑。脏腑和皮肤既各自独立又相互关联，而经络穴位则是由皮肤到脏腑，或者脏腑到皮肤的切入点。通过熏疗加热，皮肤毛孔扩张，热气则会循着经络到达全身各处。

熏疗可以祛风散寒、舒筋活血、行气补血。在唐代宫廷，皇妃就用温泉鲜花浴身。元代《御药院方》记载了皇帝、皇后应用了针对关节痛、痔疮、头痛、失眠等的多种熏法。尤其在清代，熏疗排毒在清宫方药中占有很大的比例。在《慈禧光绪医方选议》中就曾收录慈禧、光绪常用熏法。其中熏身方 20 则，熏头方 16 则，熏面方 3 则，熏眼方 15 则，熏蒸四肢方 7 则，臀部熏蒸方 4 则。熏疗法在宫廷中被广泛应用，受到高度的重视。韩国在 600 多年前已有关于熏疗的历史记载。韩国电视剧《大长今》里就有熏疗法的应用场景。如今熏疗变身熏蒸、桑拿的理疗中心遍及韩国的大街小巷。在日本，熏疗同样非常流行，这也是日本人长寿的一个原因。

熏疗法是现代雾化吸入疗法的前身，比后者更深入、持久和有效。今天的气雾剂乃至超声雾化器对于一千多年以前的医家来说，不是什么稀罕物。熏疗可使人情绪放松、身心舒畅、睡眠改善，从而达到阴阳平衡的目的。身体的温度提高后，皮肤毛孔扩张，热气会循着经络到达全身各处。

应用熏疗法时，除了可以熏蒸局部，也可以熏蒸全身，使用不同的药材可取得不同的效果。比如说对治风寒，我们会选桃仁、红花、巴戟天、杜仲、牛膝等十八味药物做熏疗，效果显著。熏疗有多种，同样的药材有不同的配比方法，也有不同的熏法，可以起到驻颜、美容、瘦身、治病、保健、通经、活血、养气等各种内调的效果。

熏疗，能使茶气、花气、药气、精油等作用于人的五脏六腑，让人的五脏六腑得以调谐而气血充盈、容光焕发。

闻闻茶气病就好了吗

仅靠外在的穿衣打扮无法得到好的气色。人们的气色更多地受到内部五脏六腑的影响。只有身心舒畅、脏腑和谐、气血充满的人，才会有充满活力、有弹性、有灵性和光彩万分的面容。

元修养的各种修养法中，最舒服和常用的就是熏疗法了，其中应用最多的是用茶来熏头面。

常言道，“相人先相面”，“面为一身之主”。容貌俊俏美丽，需具备几个方面：一看五官是否精致端正，这主要由先天决定；二看五官比例，即眉眼嘴鼻之间的结构关系，这大部分由先天决定，但可以通过发育改变；三看气色，一个人即使五官端正且搭配协调，若气色苍白枯槁，便全无生命力。在面对面的沟通中，气色其实主导了人们的感觉和印象。有时，人与人之间的第一印象并无特别，但越处越感觉相应，主要就是气色的缘故。这三个方面，从“精气神”的角度来说，前两者属于“精”的范畴，而气色属于“气”的范畴。那“神”是什么呢？

《黄帝内经》有言：“心主神明，其华在面。”眼睛是心灵的窗口，眼睛的能量称为“眼神”。古人常以“秋波”“秋水”形容眼神之流动，无比形象。从容貌的角度看，神就是指眼神，眼神直接传递内心的信息，闪耀人内在智慧的光芒。

茶气透过五脏六腑，能把人熏得气血充盈、容光焕发。仅靠外在的穿衣打扮无法得到好的气色。人的气色更多地受到五脏六腑的影响。只有身心舒畅、脏腑和谐、气血充满的人，才会有充满活力、有弹性、有灵性和光彩万分的面容。五脏六腑如何和谐呢？身体的运作依赖“气”的能量，通过“气”的运行，将营养物质输布全身，并排出废弃物。人体中有一半是“空”的，这“空”并不是真空，而是其中充满着推动身体运作的气。那么体内的“气”从哪里来？人主要通过呼吸，得到自然界中的新鲜氧气。然而，现代社会过度污染，我们吸进的氧气质量越来越差。茶熏可以有针对性地帮助气息净化。

人有三宝曰“精气神”，可分别对应于熏疗的不同部位。茶熏之所以具有非凡的养生功效，主要在于整个过程中包含了四种养生的智慧：茶神相应、茶气相应、茶热相应与茶水相应。如果初习者能深切领悟这四种养生智慧，并将此意念贯穿于熏疗修养的全过程，必将事半功倍。它们的具体所指分别是：茶神相应——人与茶最核心的精神气质和谐相应；茶气相应——茶气的能量与习者体内气机和谐相应；茶热相应——茶的热能与人体的能量和谐相应；茶水相应——茶的水分和人体内的水分和谐相应。体会了这四种相应，进一步可延展到自我和万物能量相契。

1.茶神相应

茶乃嘉木，深具灵性。茶之神如同人之灵性，是茶的精华。我们之所以选择茶作为熏疗的主料，是基于茶的独特性。茶是草木之精华，为天地之清气所养、山间之灵坡所育、雨前之甘露所滋，性清味苦，清凉解愠，抗衰益寿。以茶为汤料熏面，茶气在一呼一吸间遍布全身，融入人体，可驱除寒气、吐故纳新、调理气血、疏通经络。古人以茶散郁气，以茶驱睡气，以茶养生气，以茶驱病气，以茶利礼仁，以茶表敬意，以茶尝滋味，以茶养身体，以茶可行道，以茶可雅志。然而，如果仅仅从药用和健身的功能来看，饮茶并不足以充分体现茶之灵、茶之韵、茶之神。

在元修养的茶熏中，茶已不仅仅是一种草木、一种饮料，而是最能传达传统文化内涵与神韵的载体。茶性清凉，可伏心中燥热，可涤体内混浊；茶味枯淡，可去名利之心，可息奔竞之欲。茶的清净淡泊、朴素自然、韵味隽永，茶道提倡的清雅、超脱、俭德、精行，无不与修养之心相契。

茶有三德：一为可以提神，饮者夜不思寐，饮茶益于静思；二为可助消食，修养者常整日静坐，极易积食，饮茶消食方便易行；三曰转化贪欲，人饱食之余，多生欲望，而一杯清茶，让人神清气爽、邪念顿消。茶的妙味佳境唯宜心领，实难言传。熏疗过程中，通过人与茶亲密无间的沟通，人沾了茶的地气，茶沾了人的人气，人与茶往来同气，天地人相契相合。

熏疗的实质，便是让生命与自我存在的根源相契合。熏疗过程中，茶之精神化为茶气，经由呼吸吐纳深入人体。习者在茶气熏陶中身体端然安稳，内心宁静安详，神志清明，俗情渐出，得以迅速进入松弛洁净的身心清净之境。

2.茶气相应

“气”是中国文化里极为重要的独特概念，它无所不在、无形无相，却能化成万物、周流十方、通达天地。“于人曰浩然，沛乎塞苍冥。”（文天祥《正气歌》）元修养极其重视气的作用，生命无气不活，气聚则生，气散则死。这里的“气”与自然界之“气”有区别，但人与自然界进行气的交互，可将后者转化成人体之气。这恰是修养的重要一环。

天地钟灵之气，较之人间的五谷杂粮、山珍海味，有更为明显的养生效果。《神农经》中说：“食元气者，地不能埋，天不能杀。”陶弘景《养性延命录》中说：“食气者神明而寿。”“食元气”，即为吐故纳新的修养。

熏疗亦是吐故纳新，是调息养气的方法。用滚水冲泡后的茶叶迅速舒展，茶气袅袅，蒸腾而上，茶中所凝聚的草木自然之气，便在一瞬间与人气交融。雨露甘霖的清新，草木精华的神韵，所谓“气味相投”，一呼一吸之间，便与人相应。对于功夫精深的修习者，由于意念集中、制心一处，仅此便可以获得茶之最精妙的部分。对于普通修习者，最好遵循一定步骤进行熏疗。

茶气随着呼吸进入体内后，可熏洗呼吸道，有助于修习者调节内外气息，预防呼吸系统疾病，增强抵抗力。对于生活在空气污浊、充满噪声的城市中人来说，日常可以通过茶的自然清新之气净化车水马龙的熙熙攘攘之气。季节变换之际，各种疾病频发，而对于常见疾病如感冒、发烧、咳嗽，熏疗法是首选的对症的自然疗法。

与平常喝茶时“握杯闻香”的茶气相比，熏疗时呼吸吐纳的茶气，对生命的滋养尤为显著。原因何在呢？关键在于意念与身体的合一。主动意识越强，气回馈的能量也越大。气的修养，从某种意义上说，即集中意识的训练。平日里饮茶时，人们往往在轻松闲适的氛围中，一边说话，一边啜饮，三心二意，谈笑风生，并非制心一处。而熏疗时，首先要放下大脑中的杂念、欲望、分别心，让精、气、神在茶气中得以调和安定，身心的紧张在热腾腾的茶气中得以释放。更重要的是，意念高度集中于气息之上时，血气也会随着精神一同运转，意到气到，气到血到。带着这样吐故纳新、净化浊气、人茶交融的意念做熏疗，对加强身体的代谢和循环，以及身体的卫护、舒缓、修复自然有着更为显著的作用。

3.茶热相应

熏疗法以滚烫的茶水蒸熏颜面，可驱逐寒气、增强元气。生命中“阳气”的养护和培补是不可忽略的。《黄帝内经》曰：“阳气者，若天与日，失其所，则折寿而不彰。”太阳长养万物，阳气是生命中不可缺少的能量。茶本性寒凉，而以滚烫的开水冲茶蒸熏，相当于为茶注入了丰沛的阳气和能量。借由这种热能，茶的精华得以迅速与人体融合，使吐故纳新之功效倍于往常。

在茶熏过程中，茶水的热气刺激到面部皮肤和皮下肌肉，带动经络运行。由于这时人的精神与身体已跟茶气融合，茶气更容易传输至全身的经络，让血脉充满能量。人与茶热相应，可使内在的生命阳气充满、气血充盈、活力充沛。

4.茶水相应

人体中超过70%的部分是水。从某种意义上而言，水是生命之源，于人类最为相应、不可或缺。水为茶之母，茶乃水之灵。经过茶浸润的水，自然得了茶的灵气，又与水流动、滋润的秉性相结合。修习者饮熏后的茶水，可养颜瘦身、滋润脏腑、调理气血、养气安神。与平时喝的茶水比起来，熏后的茶水其实养生效果更好。

人与人之间可以心有灵犀，事物之间也存在相互感应。在呼吸吐纳的过程中，人气与茶气相互交融、彼此相应。啜饮茶水的过程中，茶水与人体内的水彼此交融。熏疗过程中凝神一处所带来的专注力，赋予茶水不同寻常的养生功效。

即使早上空腹熏后喝茶也很舒服，不会让人有空腹喝茶的刺激感。晚上睡前熏完后喝，人也不会失眠，只会进入更深的睡眠。

除此之外，熏后的茶水提升消化系统的功能、提神益思、消疲劳、去烦恶、止渴生津等功效也十分明显。

茶熏的要点和步骤

先调整坐式。元修养的熏疗在整个过程中有各种不同的身体动作，但心始终保持宁静状态，这与“语默动静体安然”的道理相同。

熏疗时可以采用四种坐姿：双盘、单盘、散盘、正坐在椅子上。坐时如果姿势不正，脊椎无法平衡地支撑身体，中枢神经就会受到影响，颈椎和双肩也很容易僵硬。

如果有一定的修养功夫，最好采用双盘。准确的双盘姿势要求，两个脚跟贴近下腹部并彼此相应，两膝盖外侧贴近地面。如果位于上方的膝盖翘起无法贴近地面，可在对侧臀下垫一个垫子，以便让翘起的膝盖外侧着地。如果垫两厘米的垫子仍不能使翘起的膝盖外侧着地，就直接采用单盘。

单盘的准确姿势是一个脚跟贴近会阴处，另一个脚跟放在对侧大腿根处贴近下腹部。如果位于上方的膝盖翘起无法贴近地面，同样在对侧臀下放一个垫子进行调整。

从使身体气脉通畅的功效上来看，双盘效果最好。即使是三到五分钟短时间的双盘也有很好的效果。

在长时间保持坐式的熏疗过程中，有人会出现腰部僵硬的问题，这多是其为了保持脊背挺直，身体过于紧张用力，或者平时养成了腰背部不直的习惯，按正常的坐式坐反而需要紧张用力所致。出现腰部僵硬时，可以将腰背部略微向后放松。相反，如果在熏疗过程中腰部松懈无力，可以挺胸做深吸气，呼气时，腰部挺直不动。反复做几次这样的呼吸，腰自然会正直。如果腰部僵硬或乏力非常严重，那就结束静坐，活动一下腰背部，使其气血通畅。

散盘主要是给不方便盘坐的人的选择。直接坐在椅子上是为了方便修习者在办公室或者在书桌前熏疗。

坐好后最重要的就是放松。熏疗要在放松的状态下进行。若没有完全放松，就会阻碍气的吸收。放松包括身放松、意放松、呼吸放松。

身放松是指熏疗时整个身体保持放松。采用舒适的坐姿坐好之后，可以先有意识地从头到脚放松身体的每一个部位。意识关注到哪里，就去觉知那个部位。如果发现某个部位是紧张的，就有意识地去放松那里。就这样从头到脚把身体的每一个部位都放松。在整个熏疗过程中要继续保持身体放松。

意放松是在熏疗时让意识放松，这是特别重要的一环。我们平时精神过于紧张，并不能集中，过于松散。修习者在熏疗过程中，在热气的舒缓作用下，放下所有的杂念，让意识集中在热气里，在放松的状态下保持意识的清净专一和自然流畅。

呼吸放松是指熏疗时尽量用腹式呼吸。吸气时，下丹田鼓起，呼气时，下丹田收回。注意，要保持自然呼吸，不可刻意用力。呼吸时，胸部不要振动。自然呼吸对一般人而言不太容易，因为胸腹之间有横膈膜阻碍。我们可以先将双手搓热，左手掌心贴在胸口，右手掌心贴着肚脐，这样就可以比较容易地做到自然呼吸。整个熏疗的过程中务必按照程序一步一步进行，尤其是能否放松意念，以及心态和意念是否清净，直接影响熏疗效果。

身放松相对来说比较容易，但意放松和呼吸放松对现代人来说比较困难，因为现代人的生活工作几乎都是在紧张的状态下进行的。要想得到阴阳平衡、身心和谐的养生效果，身、气、意三者就必须完全放松。这样在熏的过程中通畅的气脉才可以将茶气遍布全身，滋养全身气血。

接下来开始茶熏。

1.放茶

取适量茶粒轻置于左手掌心，缓缓将左手抬起到鼻下，低头嗅闻掌心的茶叶，感受茶叶沁人心脾的清香。将茶粒缓慢放入碗中，想象落下的茶粒如山涧瀑布，茶粒落碗犹如清泉水花坠石，当当作响，清晰明亮。茶、自然、我融为一体……静心观看碗中茶叶的色泽，感受茶叶的香韵。慢慢进入茶叶与我的交互感应，茶我一体，和谐自然。

2.碗中注水

向碗中注入刚煮沸的水。自然地提起茶壶，由低到高，再由高落低向碗中注入沸水。这样可以使茶叶在碗中充分地翻滚，让茶叶活动起来。开水约占茶碗容量的三分之二。

3.茶水融汇

静心观看茶粒在茶碗中慢慢吸水展开，茶叶的香韵和热气迎面而来，弥漫面部，打通毛孔，进而通过气穴进入身体。

4.调息熏气

拿起事先准备好的大毛巾，将整块毛巾展开，披在肩上。调息熏气的过程中除了两个大臂以外，全身要保持放松状态。手肘撑着双肩，双肩撑着脊椎，因此从手肘到肩膀之间的大臂起着支架的作用。在姿势协调的情况下，手臂会自然撑起身体的重量，不需要人为用力去支撑。调息熏气时，头和颈椎呈一直线，胸椎到腰椎呈一斜线。

在自己能接受的情况下，慢慢将头靠近碗口。将手落下，放松身体去感受茶气。意念集中在茶香以及热气上，感受身体的舒适和满心欢喜……慢慢地，随着面部适应温度，把下颌轻靠在碗沿上。注意不要将身体的重量放在碗上。

双手缓慢向前拉毛巾，盖住整个头部，以使茶水保持温度。将额头轻轻靠近茶碗。随着茶水的温度降低，用双手抱住茶碗，手心感受透过茶碗传来的热量传入身体，激活全身的细胞。

5.呼吸相应

用鼻孔呼吸，缓慢深长地吸入茶气，自然吐气。吸气时，意念主动地集中在吸入的茶气上，感觉到茶气进入身体。吐气时，不带任何意念，只是顺其自然地观照茶的热气接触面部的感觉就可以。一呼一吸自然流畅，意念跟随着呼吸，用心体会茶气进入体内，游走五脏六腑，弥漫全身经络。

6.退身直椎

调息熏气结束之后，在身体恢复正直的过程中，需要继续保持在调息熏气过程中获得的能量。如果起身时不能保持宁静连贯的状态，能量会瞬间消散。熏疗过程中除了动作重要，气的运行和能量的交互输送也非常重要。如果在整个过程中出现思想念头的干扰或是身体僵硬不舒畅，那内在气的运行也会随之中断。气的运行与意识紧密相关，意到气到，气到血到，这是生命体的一种规律。如果意识散漫了，或者人紧张了，就很容易丢掉能量运行的连贯性，已经获得的能量就会在顷刻之间散掉。

元修养非常需要保持意念的连贯衔接，需要把意念绵绵不断地专注在自己的修养过程上，保持清净无杂念以及自我意识与本性的契合，才能存养能量，取得更好的养气效果。

有人问：用这么热的水天天熏脸，会不会导致毛孔变粗、皮肤松弛？当然不会。皮肤和皮下肌肉有很好的弹性，毛孔打开时可以膨胀几百倍。虽然我们看不到，但皮肤和皮下肌肉实际上处于动态，时刻与外界的气相应。皮肤毛孔打开和收缩程度越大，皮肤越健康关丽。人到中年后，毛孔打开和恢复幅度越来越小，皮肤的生命力越来越弱。如果在这么虚弱的皮肤上用富含营养的化妆品，反倒会有害于皮肤健康。因为毛孔打不开，外面敷着的营养成分反而会影响皮肤的呼吸，让皮肤更不健康。就像人在肠胃不好时，如果像平时那样吃东西，肯定会伤身。茶熏修养的主要功能就是帮助衰老的皮肤恢复年轻时的健康与弹性。

为什么要用茶熏？可不可以用精油香薰？茶熏跟其他薰法包括精油香薰有一个很大的不同在于，茶熏的同时可以得到茶道修养。从生理上来看，各种香薰与茶熏一样，对身体有好处，可是在精神的影响上却有很大的差异。别的香薰谈不上身心灵三位一体的修养，而三位一体的相应和谐才能让人念头清净，念头清净才会出来智慧，有了智慧才会健康幸福、快乐自在，进而，家庭、社会、国家、世界才会和谐，特别是人与自然和谐，如此才能到达道法自然的无为境界。

还有人问：茶熏时太闷了，透不过气来怎么办？元修养的茶熏法有多种，如面部茶熏、耳朵茶熏、眼睛茶熏、脖子茶熏、掌心茶熏、上丹田茶熏等，其中最有代表性的是面部茶熏。面部茶熏也有两种：桌上茶熏和手上茶熏。手上茶熏不盖毛巾，直接茶熏。桌上茶熏有多种方式，可以像通气捂汗一样全身包起来茶熏，可以只将头和脸盖起来茶熏，也可以什么都不盖直接茶熏。如果茶熏时感觉很闷，可以只在头上盖上毛巾。

熏后起身调息的过程分六个步骤：

第一步，在茶熏即将结束时，首先在意念上告诉自己要结束熏疗起身了，然后再行动。不要在无意识中有所动作，那样很容易中断之前的念头，导致气散。在茶熏过程中，身体是不动的，从不动转向运动，念头非常重要。要先在意念上告诉自己结束静态，准备下一个动作，那样才不会使气散掉。

第二步，双手掌心平放在桌面上。按顺序逐个将双手的大拇指、食指、中指、无名指、小拇指、掌心松离茶碗，翻转手掌使掌心向下，然后按顺序将双手的大拇指、食指、中指、无名指、小拇指、掌心放在桌面上。整个过程中要保持动作柔软，不要僵硬。如果茶熏时双手是放在桌面上的，那么这个步骤中要在意念上清楚双手已经放在桌面上了，将进行下一个动作。

第三步，保持头部不动，吸气，之后不要屏气，而是马上呼气。呼气的同时头部离开茶碗。注意要让颈椎先向前提一下，让下颌离开茶碗，然后颈椎向后平移。

第四步，慢慢将左手掌心放在丹田上，将右手掌心叠放在左手手背上，身体仍然保持略微前弯的状态。

第五步，逐次自然地直起腰部、展开胸部、直起颈椎。这时不要有意念直起头部，头部会随着颈椎的挺直而自然归位。

第六步，保持姿势，调匀呼吸，然后进行三次全身呼吸。

全身呼吸就是将左手掌心覆盖于小腹上，再将右手掌心覆盖在左手背上。将头完全带回。感觉手心的气与丹田的元气交感互融，全身的气血都交汇畅通起来，身心舒服自在。用鼻孔吸气，嘴巴吐气。吸气时，内收会阴、小腹和两肋，挺胸，然后自然吸气。注意放松肩膀，不可紧张。这样吸气后屏气 3 ~ 8 秒，吐气。吐气时，舌尖轻抵上腭，上下门齿轻咬，双唇微张。这样反复呼吸三次。

比较深层的全身呼吸法分为三个部分：吸气、屏气、呼气。先说吸气，吸气可以分为三个阶段。

第一个阶段要自然地吸气，气息经过鼻腔、气管到胸腔。意念观照在吸入的气上。

到第二个阶段，随着气息的下行，意念由观照会阴开始，逐步扩展至肛门、阴门、尾骨、股关节、耻骨范围。

意念首先观照在会阴处，同时观想会阴是生命的中心点。会阴就像是台风中心，台风的能量源自中心，越远离中心的位置风力越大，而台风中心是安静不动的。同样观想会阴是人生命的中心点。在进行全身呼吸法修炼时，如果感觉身体冷，就观想会阴处像是正在铸炼的铁水，非常炙热。如果感觉身体燥热，就观想会阴处像是海水中巨大的冰块。将意念放在会阴处的时间为 1 ~ 3 秒。对全身呼吸修炼有相当功力的人可以保持 3 秒，一般练习者保持 1 秒即可。

随后，意念从会阴转到肛门和阴门区域（女性的阴门区域位于阴道处，男性的阴门区域位于睾丸和阴茎结合处）。意念应先到肛门区域后到阴门区域，或者是同时到肛门和阴门区域，而不是先到阴门区域再到肛门区域。意念从会阴转移到肛门和阴门区域的时间大概为1秒左右。意念观照肛门和阴门区域的时间为1 ~ 3秒。

意念的观照进一步从肛门扩展到尾骨和股关节区域，同时到肛门收束；从阴门扩展到耻骨区域，同时到阴门收束。同样，意念应该先到尾骨和股关节区域，后到耻骨区域，或者是同时到尾骨、股关节和耻骨区域，而不应该先到耻骨区域。这个过程中，意念转移的时间为1秒左右，意念观照尾骨、股关节和耻骨区域的时间为1 ~ 3秒。

到目前为止，都保持自然吸气状态，身体其他部位是放松的，并没有什么反应，保持台风前夜般的平静状态。

生命分为身体和精神两个部分。身体不能同时分散到不同方面，如身体不能同时既向前又向后，而精神则可以同时观照不同方面，就是我们所说的一心多用。刚开始练习的人做到一心多用比较困难，但通过反复的修炼，逐渐能够感受到热量以会阴为中心向肛门、阴门、尾骨、股关节、耻骨的整个立体区域扩展。这些区域会感受到热量的升起。

第三个阶段，人为用力向内收缩下腹部，同时意念由尾骨、股关节、耻骨向上转移到肚脐、腰部和两肾。下腹部向内收缩的同时会向上提升，两侧腰部也会向内收缩并向上提升。随着进一步地吸气，胸腔会自然向外扩张，之后双肩会自然地向上抬起。这里需要注意的是，下腹部向内收缩是人为用力所致，但是胸腔的扩张完全是进一步吸气后身体的自然反应。如果也像收缩下腹部那样人为用力扩张胸部的话，会导致胸部气息的堵塞，进而使体内热气向上运行到头部，出现上火现象，而且会导致胸部和肩膀变僵硬，也会影响到五脏六腑之间的协调。因此这个过程中，上腹部要放松，胸部更要放松，不要人为用力向上抬肩。双掌始终自然交叠贴放在下丹田处，不要用力向内按压腹部。

全身呼吸看上去似乎非常简单，就是吸气呼气，可是准确地按照完整的步骤进行吸气、屏气和呼气其实并不是那么简单，需要通过反复的练习才能够做得到。如果没有准确地掌握好方法而勉强去做全身呼吸，不但得不到身心养生的效果，反而会伤害到身体。

按照这种方式反复修炼全身呼吸，腰部会慢慢变细，突起的下腹部也会慢慢回收变小。腹部调整最好的方法就是全身呼吸法。

再说屏气。全身呼吸的屏气过程保持 3 ~ 8 秒。对于初修炼的人来说，保持 3 秒左右。如果感觉身体不舒服，可以保持 3 秒以内。有一定修炼功夫的人可以保持 8 秒或 8 秒以上。如果感觉憋气不舒服，不要勉强保持长时间的屏气。最好在人的身心保持无为自然的状态下修养，这样才能得到最好的养生效果。不要为了能获得更深的功力而勉强保持长时间的屏气，这样反而会伤害身体。毕竟人的生命会受到周围环境的影响，并不是光凭借个人的意志就能够成就金刚不坏之身的。

即使是修养功力达到相当高水平的人有时也会出现意识散漫、呼吸困难，此时也应该缩短屏气的时间。这就是一种善巧方便。不要刻板地将修养完全固化，可以根据具体情况调整。境界越高的人越需要更智慧地引导，并保持精进。智慧和耐心是前提。屏气的时候始终保持下腹部和腰部内收上提、胸部自然外扩、肩部自然上升的状态，身体不要松懈下来。屏气时，意念放在下腹、胸腔和肩膀部位。

最后说呼气。一般情况下，呼气时，嘴唇微微张开，舌尖轻抵上腭，上下牙齿轻触，用嘴巴呼气。当感觉体内有热气、堵塞或者想要排出体内的邪气浊气时，采用这样的呼气方法。

全身呼吸法有两种功能。一个是在呼吸过程中，体内邪气浊气能自然地得到净化。身体本身具有这种调整的功能。大到万物，小到细胞本身，并没有脏与净之分。脏与净、对身体有益还是有害也都是变化的。阴不是一成不变为阴，阳也不是一成不变为阳。阴阳是变化的，动静也是一样。同样，体内对身体有益的细胞有一天会变成对身体有妨碍的细胞，体内妨碍身体健康的因素也可以通过全身呼吸转变成对身体有益的因素。当具备了运气功能后，可以运转体内气的能量，让物质发生转化，那时不需要特地用嘴巴呼气，用鼻孔呼气和吸气即可。

呼气时，随着气息的呼出，扩展的胸腔先慢慢还原，然后内收的腹部还原，最后放开肛门、阴门的收束。在呼气时，如果胸腔还没有完全还原就还原腹部的话，会影响养生效果。

7.挺胸补脑

整个过程中，双眼保持微闭，意识要对每一个动作清晰了然。双手于胸前合掌并搓手，通过搓手使双手掌心产生良性的热量和能量。掌心搓手分为两个阶段。第一个阶段是掌心相应，搓手时，双手合十，距离胸 20 ~ 30 厘米，手指朝斜前方 45 度的方向。强调手指朝斜前方 45 度的方向是因为如果手指朝正上方 90 度方向搓手，会使血压升高，对高血压的人不好。而对于低血压的人来说，手指向上方 90 度方向搓手会使虚弱的气向上行，同样是不好的。如果手指朝水平方向搓手，掌心也会产生热量，但热量很容易散去。

第二个阶段是搓手，搓手时，手腕部位轻柔地带动双掌相搓，手臂肩膀要保持放松。有些人为了能使手产生更多的热量，手臂和肩膀用力，这样很容易使手臂、肩膀、颈椎以及背部僵硬。搓手时，动作要柔和，不要过于用力。柔和地搓手会产生有益于身心健康的良性能量，而用力搓手会产生破坏性的能量。除了身体和动作轻柔，还要在精神上保持温软慈悲，这样产生的能量不仅能够帮助自己养生，还可以帮助别人。为了保持搓手获得的这个能量不散开，意念要专注在掌心的能量上。随后，双手十指交叉；双肘向两侧舒展，腋下展开，手指自然贴靠手背。抬双肘向上，两拇指轻贴眉心，缓缓向上移动，注意力专注在两拇指上。双手覆盖头顶，注意力专注在掌心与头顶百会的相应上。双手滑动至后脑，头抬起枕靠于两掌，长呼气，胸腔打开，肩膀手肘向后舒展，上身微后仰，保持 1 ~ 3 分钟。缓慢吸气，身体回正。双手贴后脑，十指缓慢松开。双手沿颈部缓缓下滑，意念集中在手掌，双肘自然内收，双手于胸前合掌。

8.运气开眼

挺胸补脑结束后，将进入运气开眼环节。在这个转换过程中，意识保持冥想的状态非常重要。挺胸补脑时，身体不是直立的平衡稳定姿势，要从不平衡、不稳定的姿势恢复回来。细心保持思想意识的冥想状态非常重要。为了保持挺胸补脑的能量，将运气开眼环节分为以下几个阶段：

首先，思想意识要清晰地明了挺胸补脑环节要结束了，将要进入下一环节。从双手贴后脑这个环节开始，双掌托着头部让头部始终保持不动，意念专注在大拇指上，相触的两个大拇指慢慢分开。双手继续贴着头部两侧向下，将意念专注在食指上，两个食指始终交叉地贴着慢慢分离，直到两个食指指尖相触。

双手继续贴着后脑下滑至颈部，随着食指的分开，中指慢慢在大椎穴处相触。中指分开，将意念放在全部手指上，双手继续贴着颈部两侧下滑至胸部，中指再次相触。将意念放在中指上。保持手肘水平，不要落下。

中指始终相触，意念专注在中指上，双手慢慢贴着身体向下经过胸部、上腹部，直到中指触到肚脐。

左手在内，掌心贴着腹部。右手在外，掌心贴着左手手背，将意念放在掌心上。

熏疗时，从进入调息熏气开始闭眼，经过挺胸补脑，最后到运气开眼这段时间，眼睛都是闭上的，大概 3 ~ 15 分钟的时间。在最后一次全身呼吸的呼气过程中开眼。当呼气进行到三分之一时，开始慢慢睁眼。保持黑眼球始终处于眼正中位置不动，只是慢慢睁开眼皮。需要注意的是，在调息熏气开始闭眼时，眼睛并不像睡觉时那样随着眼皮的闭合而黑眼珠向下，而是使黑眼珠始终位于眼眶的中心位置，向正前方看，只是眼皮下拉闭合。睁眼时，黑眼球同样始终处于眼眶正中位置不动，只是慢慢睁开眼皮。

我们在看一个东西的时候，并不是眼睛追随着这个东西去看，而是眼睛跟这个东西相应后，让这个东西进入视线。如果眼睛追随着事物去看，精神很容易散开，自己的中心点就会丢掉。所以应该保持自己的中心如如不动，外界的光、声音、冷热等进入我们的六根，为我们的身体所接收，进而做出相应的反应。同样，冥想时，自己的中心如如不动，这样身体的能量才能从身体的中脉到丹田处集合起来。

9.饮茶净化

运气开眼结束以后的喝茶的过程，我们称之为饮茶净化。熏疗碗与平时喝茶的小杯子比起来要大得多，也重得多。修养时需要自始至终保持宁静的状态和气脉通畅，要意识非常清晰地饮茶，不能散漫聊天。饮茶时要大口喝，然后分多次一点点吞咽。每次吞咽时，意念跟随茶水从口腔经食道到胃，感受茶气的能量到达下丹田，进而布满全身。每次吞咽茶水的时间为 1 ~ 3 秒。由于茶水比较多，如果能喝完的话当然最好。但如果感觉已经喝不下了，不要勉强，但通常情况下至少要喝下三口茶。

熏疗完成后，我们将掌心放在丹田上，做三次全身呼吸，同时用意念告诉自己要结束了，之后再结束。如果熏疗后接着做导引，则喝完茶后需再次调整身心，用意念告诉自己将要做导引。如果感觉全身气血通畅，可以直接进入导引。如果感觉气血不是很通畅，那么先做三遍全身呼吸后，再进入导引。

第十讲

唱诵内震：五音可以养正

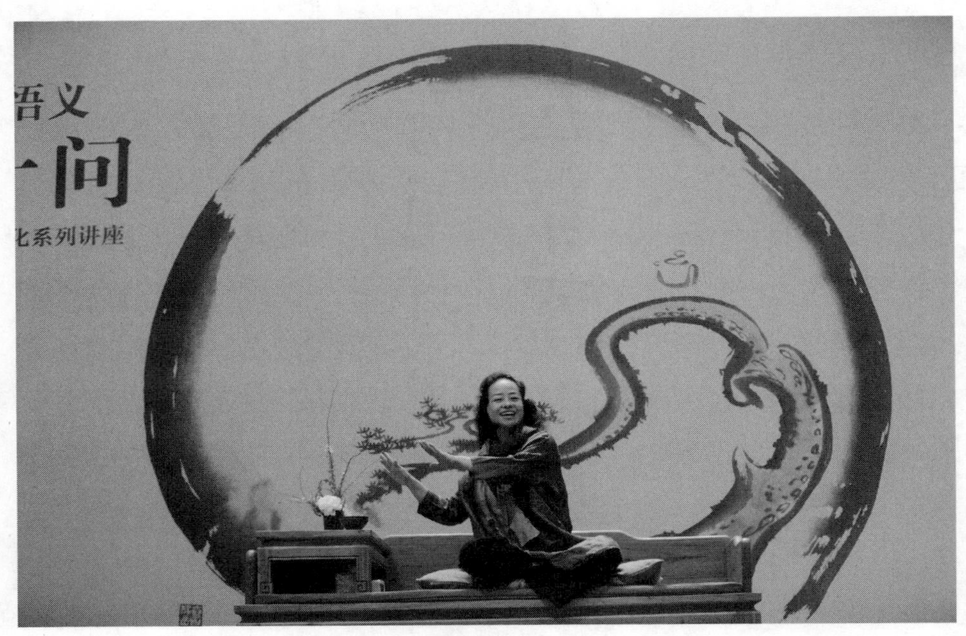

唱诵内震

声要向上向上再向上，音要向下向下再向下

声音是一个球体结构。根据振动频率的不同，声音可以改变环境。因此唱诵的声音是可以改变气场和生命内外环境的。

元修养的唱诵，要点是听心音。何为心音？心音是众生的自性妙音，如天籁一样清越。凡是心无杂念、神不外散的修养者，都能契合心音。

内观心音，有人会感觉刹那间耳边轰雷一般，之后就万籁俱寂。此时修养才真是“拳无拳，意无意，无意之中是真意”。能听心音之人，充耳不闻，视而不见，无我、无心、无意、无相、无念、无时空局限、无天地万物。越虚无则气越足、心越明、眼越亮、耳越灵，耳为声之探，耳根归于心，心净则六根自清。

“音”分内外，外音有归经、升降、浮沉、寒热、温凉之用，和中草药的各种特性一样；内音有伏心、摄心、制心、调心、运气、细息乃至忘心之用。外音需要炮制，使用不同的配器、节奏、力度、和声等，彼此配伍，如同中药处方中有君臣佐使的区别一样。《黄帝内经》曾提出“五音疗疾”。《左传》云，清净之音像药物一样，可以使

人百病不生、颐养身心。内音则无须炮制，唯精唯一，越单纯越有力量，振幅越大越能入心。所谓耳根清净之法，中医的砭石、针疗、灸法或中药皆无法入耳，唯有用音，用各种音。外音虽对情绪有安抚作用，但说到调心、安心，唯有启发内音。

中国古人以律定音，将阴、阳十二律与一年中的十二月对应，《礼记·月令》记载："孟春之月，律中太簇；仲春之月，律中夹钟；季春之月，律中姑洗；孟夏之月，律中仲吕；仲夏之月，律中蕤宾；季夏之月，律中林钟；孟秋之月，律中夷则；仲秋之月，律中南吕；季秋之月，律中无射；孟冬之月，律中应钟；仲冬之月，律中黄钟；季冬之月，律中大吕。""律中"即"音律的对应"。古人以十二律应二十四节气之变，以"吹灰"来做征验：在十二根律管里塞入葭莩的灰，到了某个节气，相对应的那根律管中的灰会自动飞扬出来。这就是"吹灰候气""夷则为七月之律"的由来。十二律中，最基本的是黄钟。在《月令》中，是以黄钟对应冬至所在的仲冬月份，即子月（十一月）。古时候，十一月是正月。

子曰："兴于诗，立于礼，成于乐。"文明从歌舞开始。古时候，巫师用歌舞来感通天地神灵。乐是文明之始，其教化作用特别重要。从《论语》看，孔子对于乐的重视远超后人的想象，这一方面来自他对古代乐教的传承，另一方面来自他对于乐的艺术精神的新发现。孔子学习乐是下过一番功夫的。《史记·孔子世家》有记载：孔子学鼓琴于师襄子，十日不进。师襄子曰："可以益矣！"孔子曰："丘已习其曲矣，未得其数也。"有间，曰："已习其数，可以益矣。"孔子曰："丘未得其志也。"有间，曰："已习其志，可以益矣。"孔子曰："丘未得其人也。"有间，有所穆然深思焉；有所怡然高望而远志焉。曰："丘得其为人，黯然而黑，几然而长，眼如望羊，心如王四国，非文王其谁能为此也！”

“曲”与“数”是技术问题，而以“乐”明“志”则是乐对人的精神的作用。“人”是呈现艺术精神和文明的人格载体，而对乐的参悟是深入技术之后的深邃内涵，进而让人把握到乐对人格形成的影响及变化的重要性。一个伟大的艺术家必然是人格健全、胸怀宽广、视野宏大的。《论语·宪问篇》：“子击磬于卫，有荷蒉而过孔氏之门者曰，有心哉，击磬乎！”荷蒉之人能从孔子的磬声中，领会到孔子“吾非斯人之徒与而谁与”的悲愿，故而可知孔子击磬时，人、磬是合一的。就像孔子学琴时，能从琴曲里探出作曲者是文王一样。这得益于荷蒉者与孔子乃同道中人，都具备了乐教的参学精神以及非凡的悟性。但是只有身心合一、清净之人的作品，才具有合一的乐教作用。能融为一体的曲、数、文才能被有悟性的后人完整地解读出来。孔子被困于陈蔡之野时，《世家》说他“弦歌不衰”。为什么一个人滞于极端困境时，依然能弦歌不辍？这是精神的作用使然。人都会经历各种困顿迷茫，乐为精神安栖之地。

歌是乐中特别重要的部分。孔子对于歌，终身学而不倦，临终犹有泰山、梁木之歌。歌的一部分内容就是诗，古时候诗乐不分，诗教即乐教。孔子在齐闻“韶”乐，三月不知肉味。

《史记·孔子世家》云：“三百五篇，孔子皆弦歌之，以求合《韶》《武》《雅》《颂》之音，礼乐自此可得而述。”弦歌是古代以乐为中心的教育，习弦歌即“学道”。孔子答“颜渊问为邦”，也特举出“乐则韶舞”。这些都反映出乐在孔门教育中的重要性。乐是仁心，歌舞是不可缺少的帮助人心向仁的文化艺术教育法。

什么时候歌舞的地位下降了呢？此源于儒法之变，是从荀子开始的。荀子是主张人性本恶的，故而从重视乐的人文教育逐渐转向了重视法家的法律法规，之后才有韩非、李斯从儒到法的改革。

诗是雅言，是言志的；语是俗言，是言事的。人要有志向才会活得不寻常。古人不仅喜欢用诗言志，普通老百姓说话也诗意盎然，我们从《诗经》里可见一斑。为什么古人说“立于礼”“成于乐”呢？乐有两个音，一个读 lè，一个读 yuè。前者指快乐、喜乐、欢乐；后者同悦，悦己悦人。乐是由心而发的。无论是自己还是他人，乐从心始。人格的完善必是心的完满，心有偏激则不乐。一颗真善美具足的心一定是乐的。

孔子弹琴弹得特别好，跳舞跳得特别好，射箭射得特别好，驭车也驭得特别好。他是音乐家、文学家、思想家、教育家，一人集文化艺术思想之大成。古时候的文人不是手无缚鸡之力的，他们重视乐，就因为乐是生命的活力和热情，能陶冶性情。诗以言志，词以言情，歌以表意，舞以传韵，画以传神。诗词歌舞、琴棋书画的本来意义都是熏陶人的气质，使人具备韵味。如果失去了气质和韵味，人身上就会产生呆板的、腐朽的、固执的、不动的尸气。为什么是尸气？水停百日则生虫，如果平时整天坐在那除了动脑就是动嘴，生命之气就停滞了，浑身上下怎么可能不充斥着酸腐的气味？

元修养的唱诵，不是唱歌。记得笔者当年学唱诵时，天天唱个不停，直至嗓子嘶哑发不出声音，整个人感觉窒息了几个月。但即使唱到无法说话，笔者还是每天坚持练功，丝毫也不敢偷懒，声音也逐渐从嘶哑到响亮，再从响亮到嘶哑。一次次坚持下来，笔者反复思考怎么才能发出想要的声音。高不行，低不行，合拍不行，不合拍也不行，究竟怎样才是正确地发音？这些全靠实证，无法用文字与数据描述。生命体发出的每一种音，都配合了自身的气场。可以说，内在能量多大，就能发出多大的音。老虎、狮子的声能震慑百兽，便是因为老虎、狮子的能量非其他动物所能及。修养功夫成就者，其气通过声音的旋转发出，由于音从心出，故能摄众生心。我们不要误解狮吼就必须是高音，能振聋发聩的不仅是高音，许多时候也是低频的，或者是一默如雷的无声。有声、无声，高声、低声，凡能摄心者皆为狮吼音。这些音有时是高亢的吼声，有时是婉转的长啸，有时是沉重的低鸣，有时是悠长的翻转，有时是大音希声，其共同特点便是能引发其他生命体内心的共鸣。

有一次，笔者带学生去听一位京剧大师的演出，大师的唱念做打都很精彩，学生听得兴高采烈。散场后，笔者问她感觉如何。她说唱得真好，因为高音大气磅礴、直冲霄汉，低音千回百转、悠远绵长。笔者继续问，这位大师的父亲也是京剧表演艺术家，他唱得比他父亲如何。她说："他的高音比他父亲还要嘹亮，身材扮相也比他父亲要好。"我叹了口气："他唱得中规中矩、有板有眼，每个音都在点上。你却没注意到，他父亲演唱时，一直是乐队跟着他的节奏，唱得生动活泼，有时候甚至荒腔走板，随心所欲自由发挥。乐队跟随他多年，熟悉他的变化，故而跟得上。同样的戏，每次看他父亲演出，似乎每一次听都有不同感受。他父亲仿佛能进入角色，将人物演绎得有滋有味、有声有色。可儿子呢？每次唱得都一样。另外，你有没有注意到，他父亲发出的每个音，中间是没有停顿的？"学生听了发愣，接着问："中间没有停顿？人还能不喘气吗？"我说："没有停顿不是指不喘气，是余音缭绕，声停音不停。你平时练习时有没有这种感觉？"她想了想，点了点头。我说："有功夫的唱者，音是不会停的，音一直在听者耳边萦绕不去，所以即使不唱了，此音一直在。儿子的唱功也很好，唱法确实无懈可击，然而却做不到萦绕不去，这是由于唱而无心。他父亲已经人唱合一了，唱出的是心音，自然而然，音音不断。这是用心与不用心的区别。区别不是准确与否，也不是音高和节奏如何，而是他父亲有驾驭声的能力，其音能感化听众。你听听，自然界每一刻的风声一样吗？风声之间有停顿吗？暴风停的瞬间，耳朵里会一片空白。这空白不是风声停了，而是风定在你耳中了。云水风雨，自然万物是生生不息、没有停顿的，这才是唱诵要达到的人声合一态。听，才有戏！”

她问:“听什么？”我说:“听耳朵听不到的东西。”她更加迷惑:“耳朵听不到的会是什么东西？不用耳朵怎么听？”我说:“你虽然天生嗓子好，但你格外在意高音，这些属于发音技巧，能通过训练得到提高，练得好能帮助你成为一名优秀的歌手。然而唱诵和嗓子无关，甚至和唱什么内容都无关。云和水是怎么流动的？有炫耀的心吗？云会断裂吗？水会断裂吗？什么是海潮音？每一次如期而至的潮水中会有突兀的声音吗？你能分出来是哪一滴海水在发声吗？想要唱好，记住高音好唱、低音难吟。你需要找到一种声音，它不是声带在凄厉号叫中发出的，而是圆润不破，在高音和低吟之间来回变化的。每一个音都要饱含感情。声音是无常的、有生灭的。唱诵是为了淬炼自己融入音声之大洪流。想要学唱，先要会听，听声音以外的，听心声，听自然，而不是听自己的嗓音和外在的杂音。就像静坐，也要先去听，听周围环境中被隐藏的最纤细的声，有声无声都有音。云、水、风、鸟、虫，天上的、地下的，包围自己的各种音，这就是天籁。之后会感觉到天地一片寂静，此时无声胜有声。心是有音而无声的，用心的人才会听，所以要去听，而不是听见。学会了听，就学会了看、学会了品、学会了观。这个时候你才能发出真正的音，不浮躁、不突兀、不夸张，一切都是自然而然的，和自然界的万物一体的。唱诵不是一个人在唱独角戏，所有背离自然、自我表现、刺激欲望的，都是不和谐的、自我陶醉的孤音，是引发不了生命共鸣的。真正地融入自然，才能于电闪雷鸣、波涛汹涌的红尘中听见无声的心音。”

唱在诵内，心催动情，情推动身，身演出声，声幻化音。听声还不够，要听无声之音，靠的是“观”。能共鸣之音为妙音，由音而鸣而震，合震故而感通天地……这才是唱诵！而这一切都无法用乐谱、符号、逻辑、节奏来表达，需要唱者拥有一颗活泼泼的真心，对众生的慈悲关爱充满每个毛孔，充满整个心意识。真正的唱诵是超越大脑意识、超越曲谱节奏的，是从心中奔腾涌出、无有间隙的！

生命是有机的、鲜活的、灵动的、变化多端的。唱诵是用来赞美生命的，能大声唱和嗓子相关，和会运气有关，但这还是身体局部的工作，全身的其他组织、细胞、脏腑未必参与其中，所以这就要求掌握发声技巧。人的所谓大声是不能持久的，是会断裂的，其声之大在天地间亦细微。唯有能汇入生命洪流的声发出的音，才是持久的、源源不断的，才能引起真正的共鸣！

声的训练是向上向上再向上，而唱诵的发音是向下向下再向下，穿过下腹，穿过腿脚，穿出足跟，一直钻进地底，和地气发生共振。之后，由大地发出一股反弹力，托着音向上向上再向上，经过腹部、胸腔、喉咙而不停，最后穿出百会，直达天空，和天气交融。

音是能动，乐是所动。音由己发，乐为助人。音就像众生的呼吸一样，无所不在，而不被觉知；乐则能供养一切细胞，无有善恶，无有间隙，无有意识，无有分别。这是一种能转恶为善、化敌为友的能量。忘记自己在发声，忘记技巧、方法、曲调，让心带动音在天地间翱翔吧！唱诵没有特定对象，相应的时机到了，该来的因缘也就来了。它是动中之静，通过诵可以刺激身体气机苏醒，让身心共鸣，好比在平静的海面刮起台风，让海水翻天覆地翻滚一下，体内的身心环境也仿佛海水般上下翻腾了一遍，起到了清洁身心的作用。大风大雨后，平静清澈的心湖没有一丝涟漪，身心宁静。这是清净的作用，此时，心可明鉴万法，身能气脉运通。

许多城市的下水道不通畅，一场暴雨后马路上就会积水。体内的血液也一样，要通过体内一个个关隘，靠大力去冲只会更加淤堵，冲是冲不过去的。缓流其实未必慢，急流也未必急。如果想气血畅行、气脉运通，先决条件是气血必须处于稳定状态，只有涓涓细流才能顺利通过体内各个节点和关隘，否则洪流决堤是难非福。

从“音流学”到“微流控”

在人类科学发展的历程中，很多杰出的科学家都研究过音乐，许多重要的科学发现乃至医学进步都与音乐研究有关。

2021年9月18日，《澎湃新闻》上的澎湃号·湃客发布了as科学艺术研究中心的长文《音乐驱动的微流之舞》，文中详述了音流学及微流控技术这一前沿科学的研究进展。

文中提到，早在15世纪，人们就开始了关于声音与振动及其视觉现象的实践和讨论，延伸出“音流学”这一跨界学科。科学家借助“二维驻波”或“法拉第波”的现象，实现了声音的可视化。音流学因声音、振动、波现象而起，扩展到工业实践、科学研究、艺术创作等领域。到21世纪初，英国声学工程师约翰·斯图尔特·里德（John Stuart Reid）的团队秉承着“声音是一种力量”的信念，优化了音流学装置，看到了“声之形”。该装置名为“CymaScope”，从中得到的声音的图案被称为CymaGlyphs。这些图案清晰而富有层次，不仅有视觉冲击力，还为科研分析保留了很多细节。

大音希声，星星会发声吗？真空不能传声，这就涉及一个通过脉动研究恒星的学科——“星震学”。由于原子间的高能碰撞，恒星核反应过程会产生声音并闪烁。通过捕捉微小的信号并进行解调，科学家们在实验室中还原了恒星的频率信号。这种信号被放大数百万倍，达到人耳可听频率范围，就可以在CymaScope中再现，于是我们就看到了一系列美妙的星声影像。

在海底世界，海豚通过超声波的发射与折回获取环境信息，即“回声定位”。海豚能够接收彼此的超声波并利用回声定位将其转换为3D的全息影像，这意味着海豚之间的交流，除了“说话”，还包括发送含有空间信息的形象性“语言”。这是声音转化为可视信息的生物学依据，也与音流学的研究方法不谋而合。

声音不仅可以产生图形、交流图形，还可以区别图形。英国数字音频学者瑞安·斯特布尔斯（Ryan Stables）通过健康脑组织和癌症脑组织的超声拉曼信号，在CymaScope中得到了健康细胞和癌细胞振动的可视图像。健康细胞的图像对称且规律，而癌细胞的图像残缺且混乱。未来，音流学的方法也许可以帮助外科医生在手术过程中区分健康细胞和癌细胞。

20世纪提出音流学概念的汉斯·珍尼（Hans Jenny）提出了一个美好的设想：有朝一日音流学设备可以用于与失聪人群沟通。音流学的图像好比一种视听辅助工具，让失聪者根据即时生成的声音图像提供的实时视觉反馈，塑造自己的声音并改善声音的清晰度和语调变化。

凝视奔腾的浪花时，很少有人同时注意到我们身体中的河流，它们微小，却同样激荡着：不同的腺体勤奋地酿造每一场雨；血液像永不停歇的专列，承载着养分奔涌向全身；细胞们在窃窃私语，一刻不歇地交换着物质与情报。

音流学在技术上牵涉的是一门极为精密的新兴学科——“微流控”，即精确控制微观尺度流体行为的重要学科。经过近20年的系统化发展，“微流控”已迅速进入前沿科学视野。流体在微观尺度的运动表现往往与宏观现象大相径庭，日常再轻柔的触碰，对原子级的颗粒来说都如同滔天巨浪。这对在实验室中诞生的微生物或细胞组织而言无疑是个挑战。如何在静态的培养皿中模拟出恰到好处的人体微环境流体状态，取得更接近真实情况的研究效果，一直是科学家们努力攻克的一个议题。

2021年6月，专攻细胞微环境研究的厦门大学生命科学学院的彭兴跃教授和其团队在学术期刊《先进材料技术》上，发表了微流控领域的一个重要研究成果：音乐播放器播放音频时指挥着一个个跳跃的磁性小球，将静态的培养皿变成微流的舞台和干细胞生长的乐园。彭教授把音乐背后的振动作为一种稳定而可控的驱动力，把振动的材料由铁丝简化为小磁珠。通过音频驱动，线圈振动带动磁铁磁极变换，小磁珠成为随音乐律动的“迷你舞者”。音乐的频率与微流的流动速度成正比。彭教授还将贝多芬的《第五交响曲》(《命运》)，重新编写成二声部（分为左右两个声道）方波音频来驱动左右两个微泵。《命运》以其辨识度极高的四音“敲门”动机（短—短—短—长）而为人熟知。在实验中，流体物质随着激昂的节奏发生着有序的波动。

微流体的美，在于它独特的秩序感及其背后的重大作用：世上如此复杂繁多的生命形态，都依赖于这小小的流动奏出的“命运交响曲”。

在人类科学发展的历史中，很多杰出的科学家都研究过音乐，许多重要的科学发现都与音乐研究有关。量子力学创始人之一普朗克会演奏钢琴、管风琴和大提琴，还上过演唱课。他从音乐的振动现象中得到灵感，大胆地提出一个与经典物理学相悖的理论，开创了量子力学先河的假说。薛定谔则从音乐中寻找到了描述原子模型的灵感。他借鉴音乐研究中有关弦振动驻波（泛音）的定域振动模式（波动方程）去理解电子波在原子核周围的稳态（类似发出泛音的驻波），并最终得到氢原子线光谱的准确解释，而泛音则被他发展为量子数的概念。

现代人的生活普遍以动性为主，这就像身体内天天在发洪水，体内的洪水是血液，血液一会儿受到情绪台风的吹动，一会儿受到欲望海啸的冲击，一会儿又受到吃喝暴雨的蹂躏……成天处在暴风骤雨下动荡不安的身体，哪有不病的道理？身心净化要从洗心入手。心如何洗？无非是转化心中的情绪、欲望、杂念，从而平复高血压、高血脂、高血糖这些洪水。

和宇宙同频的声音，可以汇入浩瀚的宇宙之声。以唱诵赞美生命，以清音净化身心，通过元修养的唱诵法，我们可以帮助狂躁不安的身心在清音中得到净化，从而修复失衡的生命秩序。

声音是一种力量，唱诵之声亦是疗愈之声。

正音滋养下，再也听不进靡靡之音

在唱诵时将内心的善意、喜悦、觉知、感恩唱出来，潜意识里会不知不觉受到启发，心智也会发生改变，之后就听不进靡靡之音了。

人们以发自丹田、发自内心的真音来唱诵时，可以直接启动和激发身体内在的各种机能，有利于气血运行。与此同时，人们也要凝神谛听。秘诀是体会气的微妙变化，感到变化像种子那样落入内心的土壤。

唱诵不仅训练了心的专注，还启发了舌、耳、气、息的能量；不仅自己受益，听见唱诵的人也可以得到正音的滋养。唱诵可以激发、净化、调整、平衡心灵，拆除假我的防护圈，扩展觉知力，激发潜能，转化潜意识中的恐惧、愤怒、嫉妒、贪欲，清扫不良习惯的死结和死角，释放并升华封闭在内心的情感。

宇宙音声无限，而人们的听力有限。大音希声，唯虚心者能闻，他们能运用自性的观音之功契闻音性。现代科学已经发现音乐可以治病，然而流行音乐的效力有限。如果习者能唱出心音，逐渐就能修得音密功夫。在唱诵时将内心的慈悲、喜悦、觉知、感恩唱出来，潜意识会不知不觉受到启发，心智也会发生改变，之后就再也听不进靡靡之音了。

音波，犹如投石击水，水泛涟漪，一圈一圈地扩散。我们听得见的是音波如水纹般一圈接一圈地扩散，看不见的是能量在身体中的螺旋式传递。唱诵发出的螺旋式音波，和宇宙中能量运动的共通特点是均呈圆动。太阳的光，电灯的光，火光，其能量的传递，都是一波一波的圆动。不过，单纯的圆动，每一个圆之间，是分开的，这样的模式并不稳定，也不能持续。如果圆与圆之间，能够衔接起来，源源不断，不但力量更强，而且非常稳固，这就是螺旋。所以我们唱诵时会感受到热，有螺旋式上升且集中的音波在发散。如果我们想让身体的能量快速回归正轨，就可以多采用共振的频率，和大自然本身的频率产生共鸣，并影响附近物体组成分子的振动频率。当声音响起，体内最细小的微粒，也会随着音波振动而变化，我们的意念思维当然也会随之变化。唱诵时的低音，由于波长较高，音频长，能深入身体核心，与内在频率共鸣。生理现象的酸、麻、痒、痛则因人而异，敏锐度高的人，能感受到音波与身体互动后的反馈，体验到身体传达出来的讯息。声音的力量，可直达细胞深处，转化人体磁场并微调各器官的频率，令全身器官和谐运作。

唱诵犹如可通天人之际的密码。到目前为止，自然科学已经了解了声学的原理和应用，音声对于人类和其他动物的影响，早已被世人所知。但宇宙间的生命与音声的关系，植物和矿物等有无音波辐射和反应等，都是需要继续探索的领域。人类对于音声的学识，也仅限于其能沟通人与人之间或者人与动物之间的思想情感，至于利用音声启发人与动物的生命和生机，或者感受死亡的奥秘等，尚待更进一步的研究。

唱诵是利用特别的音符，震动身体内部的气脉，使人焕发生命的潜能，超越惯有现象，激发灵感和智慧的一种修养方法。音声最核心的问题是音声与人体气脉的关系，这是一种超越物理层面的关系。它单调而复杂：所谓单调，即它是许多单音的组合，犹如虫鸣鸟叫，或如密雨淋淋，但闻一片淅沥之声，洋洋洒洒；所谓复杂，即它把这许多单音参差组合，构成一个自然的旋律，犹如天籁与地籁的悠扬肃穆，使人闻之自然进入清净空灵的境界。

唱诵所发出的清净微妙之音声，也被称为“梵声”。据玄奘大师留学印度时代的考察，梵文有南印度梵文与北印度梵文等不同的差别。《大唐西域记》卷二曰：“详其文字，梵天所制。原始垂则，四十七言也……因地随人，微有改变。语其大较，未异本源。而中印度特为详正，辞调和雅，与天同音。”

南怀瑾先生在《道家、密宗与东方神秘学》一书中详述了一些唱诵音符与人体气机的关系。其大意是，梵文书体右行，为古今印度文字之本源，由于南北发展各异，行于北者多方形，行于南者多圆形，但唵（读嗡）、啊（读阿）、吽（读烘）三个字，却是梵文声母的总纲。

唵，是原始生命能量的根本音。于人体而言，它是头顶内部的音声。人们掩盖耳朵时，能听到心脏与血脉流动的声音相近。所以凡念诵“唵”字，必须要懂得它的妙用。连续不断地念，头部会发汗，念对了对身体有疗愈作用，念不对却有可能致病。

啊，是一切生命生发的根本音，是人的音声。“啊”字是开口音，是一切生命开始散发的音声。如果能够懂得阿部音的妙用，就可以打开身体内脏的脉结，同时可以消除腑脏之间的各种宿疾。真能了解并且依法修习，久之自然可以体会到内脏气脉震动的效果。

吽，是一切生命潜藏生发的根本音，是物理世界地部的音声。于人体而言，“吽”字是丹田的音声。如果懂得以吽部音来唱诵，可以震开脉结，启动新的生机。生命的密码与音声的妙密，可以凭借意念发挥各种作用。

不光是唱诵，中印文化交流所引发的文明互鉴，源远流长。比如汉民族的语言文字，在魏晋以后，有了“切音”（拼音）。当时从西域过来的僧人们，为译经之便，根据梵文拼切的原理创造了“反切”拼音的方法，这正是汉语拼音形成的渊源。

总之，唱诵与音声的妙用，以及音声与人体健康的关系，不可以片言尽其妙，需要学人不断实修，以明其奥。

第十一讲

静坐：入静为什么这么难

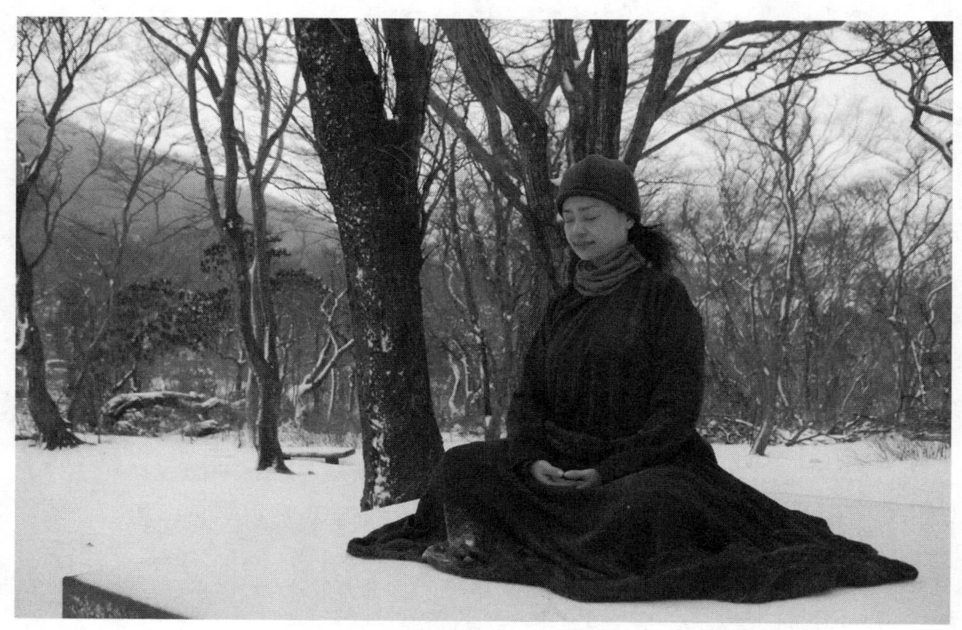

静坐

庄子会双盘吗

庄子不仅常常静坐，还是一位能够长时间入定的修养者。他追求的是心的自由和平等。

元修养是不是一定要双盘？

其实，修养功夫没有什么一定之规，一切取决于学人自己。双盘好不好？ 当然好，但也并非人人都必须如此。双盘的主要目的是入定，如果目的仅仅是拉筋练腿，或者仅仅是入静，静坐也可以，未必一定要学习双盘。静坐的姿势有 90 多种，每一种姿势都可以修养，只不过谈到真正入定，双盘是最基础的。

我们不管用什么方式来修定入静，都要只关注当下的心念。心足够专注，就会自然入定。如果心在过去的回忆和不舍中，在未来的计划和希望里，在现在的分别和思量上，都不能“定”。

双盘有多种名称，最具代表性的称呼是双莲花坐、跏趺坐。跏趺坐最不容易疲劳，最容易入定。其摄持手足，心亦不散，在行住坐卧四种身仪中最安稳，故取此坐。

双盘即互交二足，按照顺序不同分为两种：

（1）先将左脚盘放于右大腿上，再将右脚盘放于左大腿上。

（2）先将右脚盘放于左大腿上，再将左脚盘放于右大腿上。

坐时首先要做到头平正，身正直，口齿微闭，舌舔上腭，双目垂帘微闭，气沉丹田，全身放松。

双盘无疑是能令脊椎最稳固的姿势。修养者盘坐时间越长，越需要身体的稳固和气的顺畅。在长时间的盘坐中，修养者能忘却身体的酸麻肿胀，忘却外界的是非纷扰。如果没有基础功夫，是很难做到内不动心、外不着相的。

双盘还能修炼修养者的忍辱心和精进心。在练习的过程中，修养者会亲身体会到身、心、气的关系，深度体会它们之间的相互作用，从身体上经历“苦”“无常”“喜乐”“空性”。修养者会感受到，从前认为“心”的解脱与“身体”无关是多么不切实际。如果“身”和“气”没有完全调理好，根本理解不了何为“定”。很多人都能在短时间的打坐中得到一些身体的喜乐，甚至于有酥麻感，但如果长时间打坐，身和气的问题没处理好，就会被喜乐束缚，不能入定，而那种不稳定的喜乐和酥麻也会很快消失。这也就是说，早期的身体感应，即喜乐和酥麻往往会带人进入欲望的沟壑。有的人却相反，越坐越痛苦，这又会带人进入苦海。修养的过程中，如果我们能平等对待身与心的修炼，无论是生出喜乐还是痛苦，我们都能用此来验证并观照自己的心是否还存在各种对抗。如果你因为疼痛而抗拒双盘，因为喜乐而流于欲海，那说明你的内心还存在着“对立”之苦。

人体不同的姿势对体内经络气血的运行作用各不相同，盘腿姿势是古人对人体与宇宙万物认识加深的体现，为身心修养中首要一环。古人认为，“顺为凡，逆为仙”（元·张三丰《无根树》），只要形体上模仿先天的姿势，其心理和身体也会产生类似先天环境的状态。盘腿的姿势就是人的先天姿势，如赵避尘在《性命法诀》中说的，“在母腹时，双手抡耳，目并膝曲”。事实上，盘腿产生的种种良性生理反应是其他任何姿势所不能产生的。人在双盘时，会阴区域直接接地，一般人没坐多久就会感到下腹发热，皆因此处是身体的热力供应处。

站桩是通过双脚的涌泉穴，经过腿，然后再经过会阴区域，将气聚集在下腹。聚气的过程，在站和坐时是不同的。双盘除了帮助增强定力、稳定脊椎，对内身功夫也很重要。

医家认为双盘可舒展下肢筋经，促进胃肠蠕动，增强肠胃功能，还可使肾气充足。气足的人会把脊背顶得很直，想弓背都难。除此之外，双盘还能帮助人驱除身体内的湿气、寒气、邪气、浊气，净化身体，使大脑保持清醒。双盘时由于双腿动脉被挤压，因此全身血液多集中在上半身。此时心脏在加大供血量，迅速改善脏腑机能，气血畅通则能进一步增强心肺功能。双盘还能明显地加强内在感知力，久之，身体会越来越敏感。一个见闻觉知异常敏感的修养者，离得很远就能感知周边环境内气场的良或浊，能够品味到食物里的潜藏信息，能听到远处细微的声音，甚至能听到自己的心跳和血液流动的声音。接触这些人时，你会发现他们的身体自然地发出一种体香，这是由内在静定散发出来的犹如莲花一般的清香。

曾有学人问：庄子会双盘吗？《庄子·齐物论》云：“隐机而坐，仰天而嘘……形固可使如槁木，而心固可使如死灰乎……今者吾丧我，汝知之乎？女闻人籁而未闻地籁，女闻地籁而不闻天籁夫……”《庄子·大宗师》中又给“坐忘”下了这样的定义：“堕肢体，黜聪明，离形去知，同于大通，此谓坐忘。”忘却自己的形体，丢掉已有的感官认知，只有真正摆脱掉这些有形的束缚，才能通融领悟，这就是坐忘。《庄子·人间世》中讲到了“心斋”的方法和步骤：“若一志，无听之以耳而听之以心，无听之以心而听之以气。听止于耳，心止于符。气也者，虚而待物者也。唯道集虚。虚者，心斋也。”让自己专注，用心去体会，调整好呼吸气息，你会渐渐杂念全无。虚怀若谷的时候，你就能容下万物。极静状态下，人能真正清空自己，让自己更加真实、通透、智慧。

可见庄子不仅常常静坐，还是一位能够长时间入定的修养者。他追求的是心的自由和平等，故此他在文字中不断强调“坐”对于心的至关重要性。不过南北朝之前，椅子还没有传入中国，中国人在比较正式的场合，会跪坐。庄子究竟是跪坐还是双盘进入的静定，无从查考，也无法推断。

曾子在《大学》中写道：“物格而后知至，知至而后意诚，意诚而后心正，心正而后身修，身修而后家齐，家齐而后国治，国治而后天下平。自天子以至于庶人，壹是皆以修身为本。其本乱而末治者否矣。”他又说：“知止而后有定，定而后能静，静而后能安，安而后能虑，虑而后能得。”这些修身养性的次第和方法都是君子修身之道，也都是以静坐为基础的。至于先贤静坐的坐姿，还真的是个无解的问题。

《说文解字》（东汉许慎）讲：“坐，止也。”坐的本义指两人坐在地上，停下来休息。“静，审也。”此即去除杂念，自审内省。所谓静坐，是精神内守、内省反思的意思。我们学习静坐时，要突破刻板思维。元修养想强调的是，坐姿，说到底是静坐的技巧。如果说静坐是方法，心安、心定、入定就是目的，目的决定方法。

疼痛是一剂良药

双盘中打开筋经是很痛的，但这种疼痛却是一剂良药，能帮助大脑放松，减轻心里的压力，排除组织细胞间的垃圾。

仔细观察一下，为什么婴儿在床上总是爱蹬腿？为什么幼儿几乎个个都可以轻松地双盘？为什么孩子们在上小学后，腿脚就变得僵硬了？这部分是因为，人们会逐渐习惯不动腿、爱动嘴，吃得杂了，欲望也增加了。

能不能双盘，和年龄没关系，只和心有关系。你想练功，60 岁也不晚。心念复杂就会导致身体僵硬，思想越混乱，呼吸就越粗重。双盘中，打开筋经是很痛的，但这种疼痛却是一剂良药，能帮助大脑放松，减轻心里的压力，排除组织细胞间的垃圾。

无论练习瑜伽、体操，还是普拉提、舞蹈，如果身体僵硬，无论做什么动作都会感觉酸麻胀痛。任何训练坚持一段时间，拉开筋膜后，神经和精神都会明显放松，身体会有轻松感。现代人的僵硬是筋缩的表现。虽然随着年龄的增长，身体的柔软度会下降，但身体僵硬和心态有密不可分的关系，思想复杂的人多半肌肉僵硬。

我们从小到大的过程也是筋经由软到硬的过程。筋缩是一种不可避免的衰老症状。切牛肉时，我们通常可以看见里面有一块块的硬结，这些硬结产生在肌肉即将断裂的时候。动物及人类的身体有天生的智慧，为了让肌肉不断裂，会本能地制造出这种硬结，肉里硬结越多，就越没弹力、越僵硬。这些硬结也会因为年龄增加而增多。有些肥胖的人，皮下可以摸到许多这样的硬结，其中浅表的硬结是皮下脂肪瘤。然而无论深浅，这些硬结都是各层组织间的垃圾，阻碍了身体气血的正常运行，只会让身体越来越僵硬。胖人并不是把皮下脂肪减掉后就可以解决身体僵硬的问题，一定要配合专业的修炼把这些肌肉、脂肪、组织中的硬结化开，才能慢慢地松开并纠正筋膜，使身心柔软下来。我们有时会用各种“痛”法来修炼，以疏通淤堵和激发细胞活力，但这需要很好的耐受力。

修养者要培养自己的忍辱心，因为这剂良药不是谁都能消受的。首先得是心诚的人，愿意改变自己的人。疼痛之下，人会极其清醒。双盘时，学人会立即感觉到由于平时疏忽而长期淤堵导致麻木和迟钝的区域。人越静，不通畅的区域就越有反应，这叫“气冲病灶”，是正常现象。反应强烈的地方都是平时累积受损的地方，这是在提醒人“此处不通”。

疼痛可以帮助人恢复灵敏的觉知，打通经络淤堵处和学人的心结。短时间的剧烈疼痛会让人体瞬间做出反应，刺激人体分泌出活性物质，激发自愈力。剧烈的疼痛能产生转化的契机，催化人的身心转变。这个过程中能够把握疼痛的度，疼痛才算是良药，但这必须在专业老师指点下进行，不能盲修瞎练。双盘并不是依靠肌肉的力量，仅仅使用肌肉的力量容易对身体造成伤害，所以不少强壮的运动员也带着一身伤痛。多数东方修养法都是要求人在柔软放松的状态下配合呼吸，用气的能量带动身体。如果不学运气调息，只是强调体式的难度和持久度，对身体会有副作用。

双盘从身体筋经的修炼开始，抻筋拔骨保持腿脚筋骨的刚劲柔软。当腿部的筋经抻开后，膝关节中的骨节、骨缝间的距离拉大，内里的软组织增加，从而使关节灵活而有力。柔软是生命有弹力和活力的基础。身体一旦僵硬了，体内运行气的通道就被堵塞了，这个时候人练习双盘就会觉得像在地狱里一样刺痛难忍。

古语说，“筋长一寸，寿延十年”。这个说法有道理但不全面。被动拉伸筋经也会有强健筋骨的效果，但如果不配合呼吸、意念的力量，只是身体运动而已。有些人不懂得拉开筋骨后的保养法，修习时开着空调，骨关节和筋膜被拉开后进了寒气。如果不及时排出寒气，就会对身体有很大的伤害。

从身体的角度讲，双盘不但活腿，还可以帮助放松神经。如果此时配合运气、调息等修法，就不至于停留在身体层面了。初修者都可以明显感觉到情绪变得稳定了。如果怕苦怕累，任由身体老化，那么就不必折腾自己；如果想逆生长，第一步就是学会控制自己，控制食欲、权欲、贪欲。整天躺平看电视玩游戏，不叫顺其自然，懒惰的生活方式都是违背自然的。野生动物是如何求生的？拥有敏锐的求生能力才叫顺其自然，圈养的动物基本上是要退化的。人也是一样，不断克己修身、坚持不懈严格要求自己的人，才有活力，才符合自然生存法则。

通过西式的运动，精密地使用科学方法研究身体的结构、肌肉、骨骼、水分比例、营养等来追求身体健康行不行？当然可以！这些一样有延缓衰老、保持肌肉活力的作用，但和精神、气场、能量的提升关系不大。东方修养是“活的”，是动态的，时时处在变化中，很难去统计、计算、分析，很难公式化。双盘看似简单，其实内在玄机重重。内家功夫的修炼和真理一样，大道至简，最简单的往往最有玄机。所有的复杂事物与现象都产生于最简单的规范与标准化的迭代运动和迭代变化。而迭代运动与迭代变化所产生的终极结果，必然与最简单的规范相反。事物的运动总是要回复到本初的状态，一边超越，一边回归。

《道德经》中说“反者道之动，弱者道之用”，唯有高下相倾、音声相和、前后相随才能保持对立统一中的和谐。矛盾的双方总是在相互转化中，所谓“祸兮福之所倚，福兮祸之所伏”，“正复为奇，善复为妖”，事物包含有向反方向转化的规律。因此千万不要小看简单的东西，这世上哪有一样东西真“简单”？

能帮助提高认知能力的静坐和双盘，其实修重点在于提高定力。定力强的人可以让身心处于高度静止状态。

学过物理的人都知道，电流中电力的大小取决于遇到的导体。电流遇到普通导体时，有很强的电阻，那是因为普通导体里的分子、原子都在扰动，扰动增加了电阻。当把导体冷却到绝对温度，电子通过的路径上，分子和原子的扰动就会全部消失，这时导体就畅通无阻了。

人们往往会因无知而痛苦和恐惧，开始盲目外求，忽略了大道至简。双盘也是一样，普通人见了，认为这不就是打个坐吗，自己拉拉筋也可以，或者学过舞蹈、杂技、武术、瑜伽的可能都会双盘或容易学会双盘。你若有这种想法就错了。虽然双盘需要入静，然而体内的垃圾不除，哪里能静得下来？何谈坐得安稳？普通人坐了一会儿，大脑就开始无比忙碌起来，身体不痛时也会胡思乱想，身体有病痛时则身体乱动不堪忍受；一会儿又感觉无比舒服，不想坐下来。其实这些都不过是气脉运行产生的现象。不要以为酸麻难忍就伤害身体不能坐了，也不要以为舒服就应该多坐一会儿。酸麻的时候往往忍一忍就能过去，气冲过去一点便打通一点。当然，忍受也必须有专业老师指点，因为专业老师知道限度在哪里。大多数人需要慢慢来，否则心中恐惧。其实，问题都出在心里。

任何身体修养都是有各种反应的，痛苦、酸麻还容易应对，但起了喜乐、感觉舒服，就会让人执着在清明、空静、舒服的感受里，出来就比较难了。这种虚灵净尽的感觉极容易让人误解，以为"这样"就是了。是什么了？绝大多数人是进入了另一个误区。因此无论苦还是乐，心不静的人，都是转来转去围绕着感觉打转。正如憨山大师所说的"荆棘丛中下足易，月明帘下转身难"，从修行的妙乐境界里转身出离比在荆棘丛中下足难上千万倍。我们要清楚，无论喜乐还是苦痛，都好比还在黑山洞窟里闭眼瞎用功，自己玩得很开心，和定力的增减没有关系。

身体的感觉其实就像大海中的波浪，因境风而起伏变化。这些现象的变化和深海的本性无关，无论浪大小如何，海底都是平静的。修养时能够不受现象干扰、不受感觉支配，才能明心见性。达摩祖师讲："外息诸缘，内心无喘，心如墙壁，可以入道。"（唐宗密《禅源诸诠集都序》卷上之二）记住，是"可以入道"，不是"方算入道"。两字之差，要仔细体会。修养时，如果喜欢常住在妙乐境，易堕入欲望中；如果迷失在光明境界中，也容易堕入外境中；如向往追求常住在无心、无念之境，时间久了，容易转成"无记"，导致记忆力、智力、思维能力都严重退化。

所以双盘静坐的静并没有让人"无念"，活人怎么可能"无念"？静坐时，念念迁流，如日月不住空，有念而不住念是为无念，我们在留什么、在记什么？过去已去，未来没来，现在不在，有什么可执着和记忆的？打坐观想或者磕头读经都是对机的法、对症的药，生什么病吃什么药。如果没有得这个病，则不必吃这个药。药吃完就完了，何必总记着昨天、前天吃过什么药？

就像一盏灯，它在那里动也没动，但它的光明遍照周围。光是通泰的，空得越净，光量就越大。最后这个光的流量能达到什么程度呢？它能达到万法不流。就如我们站在长江边上，可以看见长江水一浪一浪地奔流不息，这是在流。如果我们坐在飞机上看长江，长江就是一条线、一条绸子，一点都不动，甚至跟地图上画的一样静止不动，这就是万法不流。在绝对通泰的时候，万法刹那间通行无碍，但在这个动的过程中，它又是静的。这种情况才是“百尺竿头更进步，十方世界现全身”（北宋释道原《景德传灯录·卷十》）。这种状态怎么观呢？不要去思量，一思量，它就成思维意识了，仅仅是一个念头或者一组念头而已，不是真正的十方世界，只是人的大脑意识。

心法本身是非思量的，就如天上的日月一样，从空间上说，不在内，不在外，不在中间；从时间上说，不在过去，不在未来，不在现在。那到底在哪里？就在当下，当下一念便是全部。不少人以为双盘就是把两只脚搬上大腿。这不过是姿势，身体柔软者都可以做到。如果你把脚搬在腿上，痛得又哭又叫；或者虽然没有哭叫，但心中万千烦恼，数着时间想尽快把腿放下来；再或者感觉自己安稳了，但心、眼、耳中满是周围的人事，满是过去未来，心中判断着善、恶、是、非等等，六根互用、杂乱无章，就都不是真正的双盘修养。

要做好双盘，要领为十二字诀：三关松脱、两腿绞拉、两背平直。三关松脱意指踝、膝及胯三关节要如脱臼移位一般。两腿绞拉意指大腿及小腿有如绞拉毛巾一般。两背平直是针对脚背及骨盆后背这两处而言的，是指脚背应随小腿平伸，骨盆后背应悬直。

双盘意念要领是：呼吸入骨、闭气蒸骨髓。呼吸宜慢，绵长而深满，并把血气紧逼注入下盘骨节，即踝、膝及胯骨各关节内。闭气时，意念要轻松自然地静观下盘各部位的逐次发热状况。练习前宜调息至心平气和，练习后调息至关节灵活，始可起身活动，否则肌肉骨节易损伤。身正直，脉就正直；脉正直，心就正直。所谓心正直，就是心里没有太多的杂念。按照这样的静虑威仪安坐，心里会很清净，修养者就能够长时间打坐。

安坐之后，我们要先排浊气，即将身体中的浊气从鼻孔当中排出去，这样，心容易安静下来。首先是从左边的鼻孔排气，然后从右边的鼻孔排气，再两个鼻孔同时排气。排浊气的次数是左边三次，右边三次，左右同时排三次，总共是九次。以从左边的鼻孔排浊气的做法为例：左手握金刚拳，即用拇指尖压住无名指的指根，然后把其余四指放在拇指之上，握成拳。金刚拳握好后，放在左边大腿根部，压住左腿根部的动脉；右手同样用拇指尖压住无名指的指根，然后其他四指就可以握成拳头，再把食指或中指伸出来，压住右边的鼻孔，从左边的鼻孔排气。

通常情况下，双盘功夫好的人首先可以御寒起暖，保持身体的热量不散，还可以防漏，防止精气外泄。这对于有一定成就的修养者来说很重要，不漏才能降阴升阳、一气周流。如果时刻漏精、漏气、漏神，就是在做无用功。普通人的生活是时刻在漏，人按照习惯生活，想让气血上行、往周身发散，极其困难，因而人会畏寒，会胀气，会血瘀，会湿气重。情绪、消化、睡眠、代谢、免疫、内分泌、激素平衡等，无一不和气血循环相关。双盘可形成身体闭环，可通关展窍，倒逼气血向上、向左右发散。盘腿就像给身体安装了压力泵，因为盘腿时脚踝压迫了大腿内侧的大动脉，为了打通动脉，心脏会加大力量泵血，因而能打通腿部血脉，让气血往全身运行。在打通腿部血脉前，由于双腿动脉不过血，全身血液会集中到上半身，而此时心脏又在加大供血力量，五脏六腑会得到大量的供血，因而能迅速改善脏腑机能，并促进大脑供血。

腿盘得越紧，人就越容易入定。仅仅静坐难以入定。静和定属于两个层面的概念：静是大脑轻松，情绪稳定，心情舒展；定则是一种心灵状态，入定以后，息停脉住，大脑根本没有妄想。进入双盘后，我们要求修养者松而不丢、紧而不僵，行云流水般，在调身、息、心的过程中，身心和天地逐渐结合得像一个琉璃球体一样圆润透明。这时候静坐双盘，时间是相对的，一闭眼可能几十分钟甚至几个小时就过去了。

《孟子·公孙丑上》曰："我善养吾浩然之气。"什么是"浩然之气"？孟子解释"其为气也，至大至刚；以直养而无害，则塞于天地之间"，又说"志一则动气，气一则动志也"。如果精神和气不能很好地配合，是做不到"转身"的。

为什么双盘能改善身体状态？因为生命的根源在气，但一切通过养、运、调、听、数、随、止、观等修的"气法"均是"生灭法"。如果一味痴迷于气的变化，就属于心外求法。境由心生，非从外来。"乾坤之内，宇宙之间，中有一宝，秘在形山"（南宋释智愚《偈颂二十一首》），功夫虽然是定，如果理不明、道不清、见不正，即便得到"定"的功夫也一样无法解脱。现代人的知识比古人多千万倍，可惜有时理越明、选择越多则越懒，愿意实修实证的人越来越少。久而久之，实修又变成另一种知识。

《庄子》记载，黄帝向广成子求道，广成子说："无视无听，抱神以静，形将自正。必静必清，无劳汝形。无摇汝精，无思虑营营，乃可以长生。目无所视，耳无所闻，心无所知，汝神将守汝形，形乃长生。”这段论述，即打坐中的真实感受和长生之道。打坐既可养生延寿，又可开慧增智，故各门各派对打坐都很重视。

美国伊利诺伊大学的科学家们对40名学生进行静坐生理实验，观察表明：只要静坐5～10分钟，大脑耗氧量就会降低17%。这个数值相当于深睡7个小时后的变化。同时，他们发现受试者血液中被称为“疲劳素”的乳酸浓度，也在不同程度上有所下降。而且，当身体和精神完全处于放松状态时，其记忆力几乎是无穷无尽的，打坐者的记忆没有明显的饱和点，这也很好地佐证了道家“天人合一”的理论。

每一次的“松”，都是一次重生

功夫的精进是盘旋而上的。“松”是种自然合一的境界，也是能量的体现。身放松和念放松可以通过反复练习完成，而心的和谐与放松需要功夫和智慧。

元修养要求学生找到真正的“松”，这是一个从内部改造身体、重新调整身心的过程。可以说，每一次的“松”都是一次重生。什么重生了呢？各个关节、肌肉、骨骼、气血都更新了，逐渐能为我所用，如此才能随意舒心。

普通人的周身细胞、关节肌肉并不听话，不仅身体不听话，情绪、心念也不听话。所谓“易筋”，便有改造重生之义。元修养的静坐是从生命的规律上着眼，一切生长都是在“松”的情况下发生的。例如只有熟睡时，大脑才能分泌生长激素，帮助身体的肌肉和组织细胞修复再生，同时也会降低体内皮质醇的含量，减少对蛋白质的破坏。

从修养的角度讲，“松”能产生和熟睡同样的效果，使得大脑分泌生长激素；也就是说，如果身体松不下来，老是处于紧张状态，那么细胞修复和蛋白质生成就无法进行，就会出现肌肉松弛、脏腑老化、眼神散乱、细胞激素分泌失衡、气血不畅等问题。这些问题一出现，何谈精神清晰稳定？

我们看一下猫，看猫是如何养生的。猫一天中一般有超过 15 小时的时间都趴着不动。在趴着时，它还会发出神奇的咕噜声。有人说这是猫感觉舒服时发出的声音。其实这种咕噜声除了表达心情外，还有帮助猫调整骨骼、平衡气血、按摩内脏、放松神经的作用。这些声音产生内在的持续微振动。每只猫发出的此种声音的声频都不同。这种声音能帮助猫身心放松，好比我们的唱诵一般，是一种特定的声波。因为“松”，身体才有贯通力，才能整体协调。谁都知道狗要遛，为什么猫不用遛呢？猫不爱运动哪里来的爆发力、专注力、平衡力、贯通力呢？这些皆来自“松”，这就是所谓的“弱者道之用”。

元修养就是让修者能松，放下才能松，抓住才是紧，如果练成越来越紧的肌肉就练错了。有些瑜伽师有一身强健的肌肉，每个高难度动作完成得都很到位，可就是不会松。能一动皆动方为松，只能局部用力为紧，所以并非每天运动就健康，也并非刻苦努力就能松。绝大多数人瞎练盲练，身体越练越紧。

“练”，本应练得使人心松、气松、脉松，身心逍遥自在才对，所以人的身体越松、越空，交会点就越不会淤堵。它们都是身体的大坝，能开闸放水通行，水量越大发电量就越大，能量越大生生不息之活力也就越大。

当我们了解和认知了身松后，我们要明白念松意味着什么。现代人习惯了紧张的生活状态，多半时候都杂念纷呈。实际上，念不静，气和意就难以得到放松。念头越杂乱的人，生命的压力越沉重。念头散乱无章者，即使在美容按摩后身体略感轻松，也只是皮肉放松。念松是不是没有杂念就可以呢？有人为了没有杂乱纷繁的念头，刻意将念头集中或专注在“我要放松”上。可念头的放松不是专注，而是身心保持着任性合道的觉知，身心自然流动，没有任何刻意的心念，更不会告诉自己“我要放松”，所以不必去集中关注某一点，就这么由自然流动的觉知带动着便可。人在放松时自我意识消失，幻想无处藏身，每一心念、每一因缘，都是全新的，每一刻都不受制约，即活在当下。放松时，身体像空气，像光，自然柔软，天地合一，喜悦平和。

功夫的精进是盘旋而上的。“松”是种自然合一的境界，也是能量高的体现。身放松和念放松可以通过反复练习完成，而心的和谐与放松需要功夫和智慧。和谐是在我们内在的心性中升起的，是由孕化人之生命活动的那个源头升起的。人与人之间的和谐，人与大自然的和谐，人与社会的和谐，都得因我们内在的和谐而升起的。学人修养日久，慈悲心日盛，随其心慈而身柔气顺量广，此时，学人自然就“松”了。有些人紧张是因为身体跟不上，这个还好办，还有些人紧张是因为心的问题，心里总是抱着征服、占领、打赢、成功、变强之类的想法。人若能放松下来，多去谦虚诚恳地观察万物，就能发现宇宙万物的秘密就在万物本身，或里或外，或显或隐。有了这种心，修炼时就不会死练。缺乏悟性的人发出的力必是死力。

为什么现代人入静这么困难？因为现代人从小就难以找到令人放松的环境，从小就被各种事物、现象、语言、压力团团包围，从小就习惯了很多人在同一个房间里各说各的、各玩各的，从小就习惯了吃饭时聊天，从小就习惯了一心多用等，这些习惯都会让现代人越来越紧张。再如，我们以为睡觉是静，其实很多人睡着了以后梦没有断过，本应在睡眠中修复的大脑细胞，始终处在兴奋状态，这样怎能不疲惫？还有人以为独处是静，其实只要存在妄想，独处又有什么用呢？现代人有几人能享得了清福？

人精神上的病症有多种情况，如自闭、焦虑、昏沉、狂躁、不安、暴怒、抑郁等等，都源于生命中动静不平衡。有些人从孩子身上找安慰，有些人从事业上面找寄托，然而这些都是无常的。心不能静，一切的安慰、寄托都是过眼云烟。现代人无法让自己停歇下来，所以情绪起伏大，也容易走极端。有人意识到了这个问题，想通过闭门修炼或静坐调整情绪，结果情绪确实没那么容易激动了，却出现了其他问题，如有人因不会控制杂念而致气虚气滞等病，有人变得容易昏沉怠惰，还有人睁眼闭眼即见神见鬼。

修养功夫全在一心，心中要能像湖水一样清澈明亮，非关乎外在行为。

有人问看书算不算静。其实看书时心动得更厉害。还有人问：静心便是不心动、无思想吗？《坛经》中有僧举卧轮禅师偈曰："卧轮有伎俩，能断百思想。对境心不起，菩提日日长。"六祖闻之，对曰："此偈未明心地，若依而行之，是加系缚。"因示一偈曰："惠能没伎俩，不断百思想。对境心数起，菩提作么长。"那么如何能做到"不断百思想"，"菩提作么长"呢？菩提只向心觅，何劳向外求玄？静心应从放下开始，而非从理论上寻找答案。

我们在心情起伏时不要马上进入双盘，一方面容易岔气，另一方面难以保持平衡和发力，肌肉、骨骼容易受伤。

如果遇到情绪起伏不定、烦恼顿生，最好的方法是一个人品茶。茶是寒性之物，能降燥热之心火。茶气有温发之效，还能温暖人心。通过品茶闻香或者茶熏茶疗，我们能慢慢反观情绪的缘起、发生、变化，回顾自己的心态。等到发现所有问题都很可笑，明白了庸人自扰的道理，我们就自然可以放下、放松了。

第十二讲

归元止观：如理作意

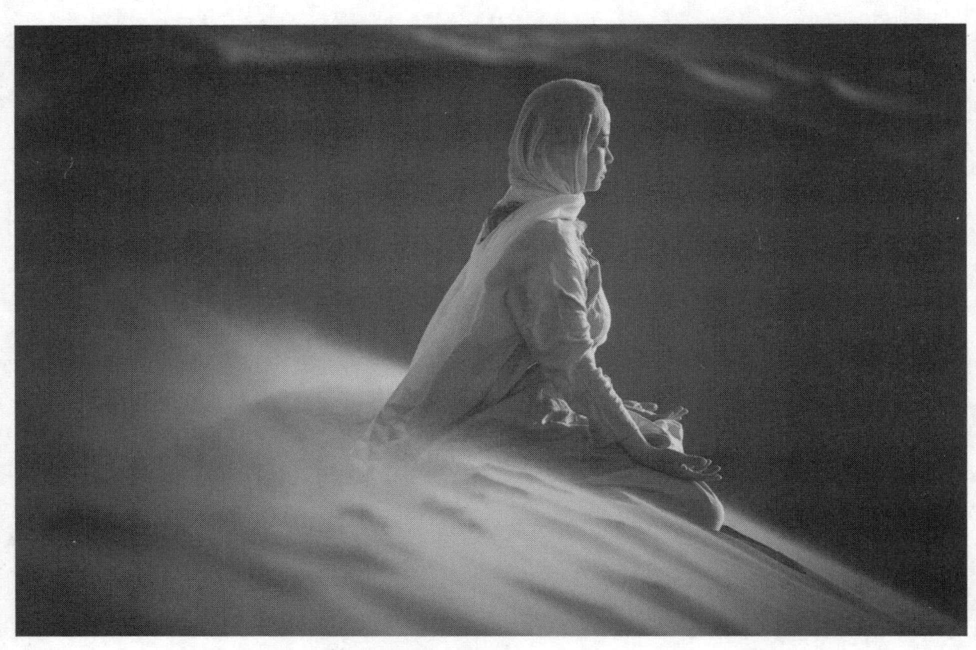

归元止观

在观想中得“止”，知止而后有定

观想和冥想不同，它是积极的、开放的、动态的。由观入定，能充分发挥意的作用来转化身体状态，为心态安定打好基础。

观想是什么？观想就是如理作意、如理作观。观是观察的观，想是思想的想。以“观”名之，实际上包括了“观”与“想”两部分的作用，其次序是先想后观，从“想”入手。想是粗的，观是细的。观和想的境界，属于“思唯修”的“思”。观想即帮助人起正见、正思、正念而至正行。不过“思唯修”不同于学术研究的思想道理，念念不动才叫“正思唯”。有了正思唯，同样的事情处理起来更如意、更智慧、更用心。心念能住才能做到真的止观，真做到止观、无所窒碍，就事事都能贯通。

人为什么有烦恼？就因为人不如理作意，想歪了才会自寻烦恼。为什么人不能如理作意？因为人起心动念的速度太快太细。普通人根本不会自我观察，只会跟着潮流风气走，人云亦云，所以需要反观修养。反观就是倒过来，使心不着急、不颠倒，知道人生的重点，知道自己要什么，能如法思维、如理作意。只要进入修养程序，即使刚刚起步，无定也无慧，无止也无观，也会逐渐生起欢喜心，感受到一丝清凉意。

那么依照什么来如理作意呢？万病从心起，还需从心灭。人心大多是散乱的，散就不能专，心不专则念不定，不专不定则看不清实相。所以要通过修养将心安定下来，不可像狂猿野马一样整天动乱不安。元修养学人要从心的修养开始，依据正念来作意，依据真理来作意，以经典做指导来观，让散乱的心专注于一个特定目标。但是能持续专注不是件容易的事。常人一静下来，妄想和杂念立刻出来干扰，这是个巨大障碍。观想和冥想不同，它是积极的、开放的、动态的。由观入定，能充分发挥意的作用来转化身体状态，为心态安定打好基础。

好的老师懂得运用观想的力量来帮助学人改造身心。普通人一开始静坐不是昏沉就是散乱，再坐久一点，疼痛又来了。疼痛一起，如果人还会观想，威力就能显现，最直接的效果就是能消除疼痛。如果单纯靠忍，越忍越疼，不忍无可忍才怪。唯以观想之剑才可以削铁如泥，消除疼痛。以观想为利剑改造好身心后，细腻地出入息，顺其自然就能制心一处，得清净。在观想中得“止”，知止而后有定。

在观想的过程中，所缘什么观想物，学人不能随性。不分青红皂白，按书本上的来，按道听途说的来，听风就是雨，被锁定在某个对象上，就麻烦了。因为自己不会发现不相应，空耗时光事小，强行专注导致病气缠身就严重了。观想，必由明师面对面带入。在观想过程中，明师会细心留意学人的气场、气色、气息变化，例如出入息何时变得细腻、心境何时变得宁静、是否出现了幻觉等，会根据情况及时提醒学人做出调整。不过一段时间后，有人也可能自以为是地想当然，当问题重新出现后，又会不自觉地胡乱应对和处理。观想力就是这样难得而易失。能否持续加强自己的观想力，在于学人能否保持谦虚精进。有谦虚之心，人就可以不断向上，解决各种新问题。

观想是修正我们的起心动念，英文是“visualization”，也译作“可视化”或者“内视”，不过这个翻译会造成误导。真正的观想是指专注于特定内涵，然后将它保持在心中。外在的相只是观想的一个元素而已，绝对不是重点。每个人对事情的态度与理解，都随着本人的处境、心境、能量的改变而改变。例如望梅止渴，从逻辑上而言，很难相信一张图片为什么能让人口水狂流。实际上，这是根深蒂固的习性让我们对特定的图像做出了反应。有人误以为这是观想，其实这是大脑的游戏，是意识中的错觉。真正的观想与物体的大小或所谓的写实程度完全无关。

人的眼睛就像照相机，一眨眼甚至眼珠一动，就拍了一张照片。这些照片都存在大脑中，等需要提取了，一想就浮现出来了。

许多人不会观想，是方法不对。许多人误以为观想的是意识中的影像，其实如果观想是在意识中想，就是妄想。观想是殊胜的见地。妄想乱想是进不去的，越努力越错乱。真正的观想是先清空杂念，然后一点不用着力就呈现眼前了。观不是用眼观，是拿心来观。

多为苍生着想，可以养护身心

我们的所作所为的出发点不能只为个人，而是要为社会、为国家、为人类、为天地多设想，如此，气才会宽阔无量，自然气贯长虹。内在的气禀日日在造化，生机日日在长养。

传统修养法中，有训练心念专注不散乱的五种方法，称“五停心观”。这五种方法在修养中随时可见，放在今天也是行之有效的。只不过，元修养体系对此进行了改良，去除了副作用，使其变得更安全、更实用、更适合现代人。“五停心观”的基本内容如下：

（1）数息观

人心多散乱，对治心散乱，可用数息观。每个人都有后天的习气习惯，修养就是将过去的习惯收摄聚集，回复本初。数息观指以计算自己的出入息的方法来对治散乱，令心念止于一境。数息观有六相，即数、随、止、观、还、净。人的本性都是净寂光明的，只是长大后无明生出，并和外界混在一起，就模糊了认知，违背了本性。心念一直奔驰于外面的境界中，久而久之就变成了习惯。原本清清净净的觉性脱离了觉知，身心无法自我统一，就容易被外力牵引，做出来的事难免会乱。

人的本性其实都一样，只是后来受外在的影响而使心念散乱，原本至高无上的觉性一落千丈，就变得会被各种名闻利养所驱使。修养就是要让人力争向上，回归清净的觉性。被污染的心是向下沉沦的。堕落就是顺着填不满的欲望沟壑向下流，除了利益，对于生命的成长不思进取、懒惰成性，也不懂如何顾及他人。元修养就是要每个学人背离庸俗不堪的凡夫心，合于清净自然的本觉之心，也就是自平庸的世俗生活中，开启向上一路。这必定要有无比坚强的毅力、勇气与信念。堕落容易上进难，往下落根本就不用力气，顺着引力流就会非常快速地下沉，但要向上就得靠自己的力量，必须以个人的自觉、自律、自强不息的力量好好修养。修养必从控制杂乱心而成为专注心开始，要以毒攻毒、以念攻念。心念向外散逸时，唯有以专心才能控制心念不外散。如何专心？用“数息”，数就是算，息就是呼吸。

怎么数呢？学人取打坐姿势，坐下来先调整身体呈正位，将腿盘好，收缩小腹，挺胸展胸，肩膀顺齐胸部，眼光下垂，控制身态，不让身离了心，然后再以念来束缚心。用念缚心，就是用数息的念约束自己的心。开始时，学人让丹田的气慢慢向上流通，呼、吸，再把气慢慢往下面呼；慢慢吐出去之后，再观想“气”从小腹慢慢吐出来，吐到气息和小腹平齐时，再将气慢慢吸回来，如此一呼一吸、一出一入，为“一”。调气时，精神要集中在自己身上，将气息自体内慢慢吐出，吐到内外距离一样时，再慢慢吸回来，如此，精神就贯注在身上，专心地数念“一、二、三、四、五……”；一出一入、一呼一吸，前后不乱，数息不停，气息也没有长短不齐，表明已将杂乱的心控制为一念了。这是基础内观功夫。

如果坐下来还没数到“三”，就想到今天会吃什么，或是还没数到“二”，就开始回忆过去，这种心念便是散的。一颗心不能同时有两种作用，能够从一数到十都无妄念，则再回头自一到十数息，如此保持，并慢慢替代妄想，一直连续不断地数息，则心自然会习惯专一。不过，数息是初级入门修养法，修养要有次第，初用功的人要想心神不涣散，可以用简单有效的数息观治散乱心，心若不专则意不能定，意若不定则慧不能生。当然，数息观不一定限于打坐，有时在写文章或考虑事情时，若感觉心浮气躁，也可用数息观平息散乱；也就是说，心不能静时，不论行住坐卧都可以用数息观来收摄心念。

（2）不净观

人心散乱，多由贪欲而起，贪念不止，散乱心不止。心若外驰，可用不净观来对治。贪是有所爱、有所取、有所求，所以才起贪。对物质有贪恋就会去争取，争取不到就会生嗔恨。不净观指的是“观身不净”。每个人都得反省自己为什么要无休无止地争来争去，到底在争什么，得到了又如何，失去了又如何，我们的人身究竟能在世间留存多久。及时观察人身的不净，清醒地观察自己的情欲、爱恋、贪欲，这就是不净观。

不过，有些修养法中把不净观作为一剂猛药，让学人对身体产生强烈的厌恶感，这容易导致学人厌世。因此元修养不建议用腐肉、臭气、恐怖的图片等做观想。不净观本意是让人看清七情六欲的实相，不被外表迷惑。不净本身不是目的，只是手段，替代方法有许多。元修养的观想老师能通过不净观让人不执着于贪欲，使得意识不被肉身和欲望控制，又不至于厌弃人世。我们要明白肉身也好、意识也罢，都不是真正的自己，只是工具而已。在人世间不断探索自我和突破自我，方法其实有很多，例如破幻破相法、层层剥离法、顺其自然法（弱化自我，融入自然）、有无双修法（通过“有为”来实证，通过

“无为”来参悟）、超越接纳法（突破二元论，明白两者都可以转化，并无本质区别）、观照法（以旁观者的视角来观察自己的思想、念头、情绪、行为等）等。

元修养的目的是善用一切法，而让学人不迷信、不执着，能清醒地面对自己的心。

（3）慈悲观

贪、嗔、痴是人的根本烦恼，若不除去，就谈不上人生幸福。多嗔怒的人，需要树立慈悲观。我们用慈悲来止暴，学会随喜，变得平和。人只有慈悲才有感知幸福的能力，才能在帮助自己和他人的过程中获取内心真正的安宁和愉悦。人天生有两种心念，一是嗔恚心，一是慈悲心。通过修养，我们要帮助慈悲心增长，嗔恚心便会自然减少；如果慈悲心占满了我们的整个心灵，那么嗔恚心就会完全消除。时时善护念，就是护念我们的爱心，爱就是慈悲。爱透彻了，就能够做到“同体大悲”。

其实日常我们接触到的大都是普通人，如果能每天面对圣贤，恭敬都来不及，怎么还会有脾气呢？别人之所以会惹你生气，其实是对方犯错了而不自知。普通人多是颠倒梦想、本末倒置的人，除了妄想就是执着。有智慧的人整天跟愚痴的人过不去，生气发脾气，有什么必要呢？多一念嗔恨，则多一颗坏的种子。倒不如以慈悲心来宽谅他人，种下善的种子，令自己安宁。可是要如何消除遇到事情烦恼顿起的嗔恨心呢？就是要内观。慈悲观是内观静坐的一项重要修养，不是说说而已。事实上，慈悲是一种自然而然的成果，我们对身边的一切主动散布爱意，让周遭的环境自然而然地充满平和正面的气氛，大家都能安详和谐地生活，都能幸福。

使人趋向友善的气质就是慈悲。它是一种善愿，期望所有的人都能幸福，并远离恶念。不嗔恨也是慈悲。慈悲的首要特性是持仁爱的态度。一个人能接纳一切，是慈悲的最高境界。然而这在理论上说容易，人在遇事时能具备这种态度就很困难，需要深入地修炼才能达到，而慈悲观旨在系统地培养人对待其他生命的善意。为了真正达到效果，慈悲静坐多数需要同时配合内观静坐修习。只要嗔恨之类的负面情绪仍占据心中，人就无法发出善念，而静坐、内观就徒然成为一种形式。如果负面情绪经由修习内观而排除，善意自然会在心中涌现，我们便会从自我的牢笼中解脱。

因此，慈悲观的修习通常是结束了不净观以后才开始的。当我们通过不净观放下贪恋后，我们便已通过初期净化具备了慈悲内观修养的基础。元修养的初习者在静坐时要学习真诚地为爱人祈福、为病者祈福，用真诚使慈悲发生效力。仅仅在心念里祈福是远远不够的。在修习时，我们会发觉这世界与自己本身的基本实相是由时时刻刻的生起灭去所组成的。这种变化不受我们主宰，也不遂我们所愿。当我们逐渐了解到执着于短暂与非实质的无常，会为我们带来痛苦时，我们自然变得超然。这不是失望和颓废，而是面对任何起伏均能保持平静，如此，我们就会生出真正的、不再退转的欢喜心。它绝对不是来自欲望的满足，而是从欲望与恐惧的循环中解脱出来。当我们内在的宁静弥漫着整个身心时，即可清楚看见普通人如何陷在无明愚痴和本末倒置的烦恼中，看见各种好心不得好报的自以为是，看见普通人被自以为是的价值观拖累而沉沦，看见生命生老病死的循环往复，也就自然生出如此的愿望：愿他们早日发现我所发现的秘密，愿他们有力量敢于早日离苦得乐；愿他们有智慧能找到人生之路；愿他们常欢喜，能够平静与自由。这就是修习慈悲观应该发出的初期愿心。

慈悲观不仅仅是多多地发出善念或者祈祷。慈悲观是不借由外在媒介来协助自己的愿望达成，它是自修自利自觉的观想，是一种自我生成的强有力的过程，是自心中产生的力量来支撑自己的一言一行的过程。慈悲可以普施各方，也可以只针对特定的人。不论哪一种情况，元修养都不过是提供一个出口，因为我们所感觉到的慈悲，并非属于“我们的”慈悲。天地自然，无不慈悲，这个世界上不存在“我的”“我们的”东西，慈悲也不是一种产品。敞开心扉、去除自我，才能让慈悲成为我们进入宇宙大洪流中正向力量的通道。应体认到慈悲并非自我们本身产生，而是一种共情、一种共愿、一种共力，我们每一个修习者，只不过在使用慈悲的通道传送无私的爱。

无私，使我们在处理人生的浮沉变迁时更有力量，更加无惧无忧无虑。当我们的心足够宁静、足够自信、足够有能量时，我们会自然地生起慈悲心。慈悲心能整天正面地影响我们时，周遭内外环境也能随之变化。因此，内观最终会有双重功能：由净化心灵带给我们幸福，以修习慈悲观促进他人幸福。在这物质极为丰富的时代，到处弥漫着疾病与紧张，修习慈悲观，便能让安详与和谐遍布世界，利己利他。

（4）因缘观

智慧没有开启的时候，人都生活在无明中。要想开启智慧，必灭愚亡痴。如何才能消除无明呢？要靠内观法的因缘观。这是“五停心观”的第四种修养法，观顺逆之十二因缘来对治愚痴，悟生死流转不息之理。万事万物万有都在因缘中，我们一切的生活也离不开因缘。普通人是在因缘中迷失了，不懂所为何来，也不知所向何去，懵懵懂懂浑浑噩噩，被欲望、利益、错误的认知带着流落在自己搭建的苦海里无法自拔。

元修养帮助学人理解因缘和合，从因得果。因，有“成就的因”，也有“障碍的因”。“成就的因”完成“成就的果”；有“障碍的因”，就不能有“成就的果”。如果能够于果中得欢喜心，则坦然自在，因就果成。我们每个人时时刻刻都生活在因与果中，而且因果循环，因成果就，果又在因中。普通人执着于情与爱、财与利，为了利益得失而非常苦恼。修养者须时时刻刻洞彻因果之理，灭除愚痴的观念。

世间事事物物，既非凭空而有，也不能单独存在，必须依靠种种因缘和合才能成立。一旦因缘散失，事物本身也就归于乌有。元修养缘起包括因和缘两个部分，因即因素，缘即条件，其中因是主要的，缘是辅助的。因缘聚则生，因缘散则灭。观，是洞察奥秘，发现缘起的规律和途径。凡果必有因，怎样的因便产生怎样的果，因果必相应。内观要观的就是因、缘、果的变化关系，从而由被动变主动。

因此我们要过快乐的人生，便须培植善因善缘，一旦遭逢不好的结果，也要懂得如何改善因缘，而不是一味计较结果。明白因缘法则，使我们懂得改善逆缘、培植助缘、广结善缘、随顺因缘。此外，内观缘起也能启示世间万法是“无常”的，这样即使一时遭遇困难挫折，只要我们能坚持朝正确的人生方向行走，逆境就终将成为过去，并为我们的人生带来无穷曙光。领悟到人生祸福皆由己所造，非他力可以主宰，我们就会明白唯有自己才是自己的主人。

（5）正念观

人本圆满，可是每个人心中都有开启智慧的不同障碍。虽然每个人的心里都有无尽的光明，但这光明常向外发散。阳光被乌云遮挡，乌云就是障碍物。是我们的愚痴、执着和妄想，使我们处在阴暗潮湿的内环境里，不见智慧的阳光。障碍有自障和他障。他障是外来的障碍，自障是自我的障碍。其实外来的障碍无法障碍我们的心，最令人害怕的是自障，也就是自己观念里的堡垒、固化的认知、懒惰的心性。内观须存正念。所谓念，就是当下一念。正念，就是于内观照自己的心，有没有慈悲，有没有容量，有没有志愿，有没有智慧，有没有勇猛精进……

心念，是一种力，是所有能量里面最持续、最长久的力量。一个人长久处于什么心念之下，身体中就会生发出什么样的气。心念如果多是光明磊落的，长养的就是阳气；心念如果多是自私自利的，长养的就是阴气。为什么许多人吃补品，整天按摩疗养，还是阴气十足，正气就是养不起来呢？甚至也有许多人坚持静坐、站桩、打拳，但就是养不住气，为什么？因为这些人的心念一直是阴的，任凭怎么运动疗养休息都养不起来。属阴的心念有冷漠、自私、狭隘、妒忌、敌对、愤怒等，所有这些，都会带着人往阴气十足的方向运转。同性相吸，属阴的心念也就吸引各种阴性力量常伴常随。心念跟纯粹的想法不一样，意念一到，气也已经到了。譬如说喜欢一个人，内在有喜欢的感觉时，那个气已经到了。同理，当讨厌一个人时，对这个人就有一种不好的感觉，这也是意到气到。气一到的时候，全身要么长养要么萎靡。养生，不仅是吃什么用什么。一个人的气属阳还是属阴，靠的是心念。力量最大的、最需要养护的就是心念。

正念，就是善护念，是用念力相应本觉心性，而不是叫人迷信。很多人误认为念力就是用意念，例如发功把汤匙弄弯之类。其实不必那么费力，一把电锯就能直接把汤勺锯开，用大师做什么？念力的念是正念，不是为了炫耀，不是为了个人利益。念力用在心上，一瞬间就把气禀改阴或者改阳，而且是持续地改。例如真恨一个人，一恨就忘不了；如果爱一个人，一爱就不可收拾。这种心念下，身心内在的造化改变了多少？在土里种菜，过了五天，菜会长成什么样子？再过五天又是什么样子？为什么养气五天你还是没感觉呢？因为你不会内观。会内观的人，细致入微，身心的气变成什么样子，自己很清楚。因此，善护念特别重要，不能把仇恨愚痴的种子种在心里。

正向的“念”都有什么？最大的念力就是慈悲，还有诚信、仁爱等。意到气到的美德可以让气机长养。正念作意，意到气到的人，就会有慈悲的感觉。如果你仅仅在逻辑上推演，在理论上说道，就感觉不到。我们所作所为的出发点，不要只为个人，而是要为社会、为国家、为人类、为天地多设想，如此，气才会宽阔无量。心放在天下的时候，心胸气度就有天下那么宽广。时时怀着那样的心胸气度，内在的气禀日日在造化，生机日日在长养，这就是正念的威力。通过观想，可以转换身心状态，让人显现出清净的本来面目。

元修养为什么不仅仅注重体式，而是要学人学会如何用心？因为体式学得再好，心障不除，也无法真正向上。光把身体练好了没有用，内心的障碍才是自己运气的主因，才是决定你拥有何种人生的关键。因此元修养是让自己的心稳定下来，内心生出一股力量，不断精进。出自内心勇猛的毅力与信心的修养必有所成。

如果带着贪、妒、骄、傲、嗔去看世界，所感知的一切就都会被情绪变形染色，而这些只会让你看不清世界真正的色彩。这些都生自我们的一己之心，正所谓“一切唯心造”，再经由我们的情绪过滤，最后在大脑中变成所谓的“事实”，而我们总是相信它们是真实的存在。这是我们在元修养中必须要看清的。

一切修养方法的差别都在“观”上

元修养的观想法，一定是放松状态下的专注，与所观之物、人、事合一，虚化自己，合于万物。为什么要观想？因为观时的专注力哪怕只保持一秒钟，这种全神贯注的力量也会是万钧之力。

元修养是从意起修的。境由心生，但心念也容易被物质世界、被身体的感觉牵引着走。当精神的力量被肉体的感觉牵动之后，人就会产生欲望，产生生理反应。如何解决呢？仍是观想。意境上观想，把头脑忘掉，把身体也忘掉。什么叫忘掉？不受其扰就是忘掉。

所以观想的第一步就是忘，空掉自己，也就是止。止什么？就是分别心（也叫第六意识）！不管是喜欢的、讨厌的、熟悉的、陌生的、模糊记忆里的、可理解的还是非要不可的等，都需要止。

第二步是专注，专注做好迎接自己的准备。专注是心无旁骛地按照修养法去如法实施，不去分别，不去刻意分析，如是如是，在当下应机迎接欲望洪流后的平静。专注才能超越大脑第六意识范围，进入深度空间。

第三步是合一，也就是融合无碍地接纳。有个自我在，就无法合一，合一的基础就是无我。无我，指的是不带个人情绪、个人色彩、个人认知地接纳，和这个世界同频共振。

第四步是运化。合一后，人能如实看清自己的本来面目，然后再入世，在人世间作逍遥游，将这种共情、共识、共愿挥洒自如。

第五步是出入不二，指既能随时入境也能随时出境，周而复始，通达无碍。

现代人尤其需要具备这些能量。当虚拟世界和现实世界的边界越来越模糊，当高科技发展的脚步越来越快，人，更需要有这种能看清实相并随时出入不二、通达无碍的能力。宫本武藏在《五轮书》中讲了很多武士心理建构的法则，其中一条是“表情淡定”，“其见人目光最锐”“人见其目光最柔”。这就是说，一个人只有淡定下来，才能见到对方的整体状况。实际上，这恰是在远离“嗔”的状态。决战之际，“嗔”会置人于死地。人生的格局靠定力和智慧，不靠情绪，在人间，能笑到最后的一定是能够通达无碍的人。一个人的通达无碍，在于能随时给予一切所求以回应，并自得其乐于这样的状态。当然，这取决于其能力，而这种能力恰恰体现在并非为实现自我，而是志在服务大众上。

观，不需要费劲，也不要使劲，利他亦是，否则就不对。性格急躁、容易浮想联翩的人，容易烦的人，都不容易进入观想，因为他们一想就是遐想、瞎想、乱想。元修养一般先让学人放空，当感觉与虚空融为一体时，才开始观，例如观日轮，即在心中观想日轮。为什么用日轮？因为每个人都知道太阳的样子，一提太阳，心里就有太阳的影子。初期就定住这个境界，用不着“另外去想办法看太阳”。有了日轮这个影像，就是止，止了大脑中的其他杂念，止中就有观。日轮就是用你的“内在之眼”来达到停止妄念的效果。

元修养的观想是开，冥想是合。可以说，中国传统更重视开的修养，开心、开阔、开运，而印度传统更重视合的修养，此处的合是止、是息、是闭、是关。

元修养的几种观想法如下：

（1）语音观想

语音有着十分特殊的力量和作用，可以引导学人放下执着，缓解学人的精神压力并有效治疗各种身心疾病，帮助学人达到纯净的意识状态。它仿佛是一种天地密码，有着无穷的力量。我们在观想时深深地吸气、吐气，同时唱诵或者念出某个语音或吟唱，比如让 ong（音翁）这个音自然地从心底发出，让这个音延长并通过整个身体和头部。学人诵唱语音时，要想象每一个音节的声音从头顶进入，再从眉心间出去。这个过程可以加强头脑与身体的联系，清除杂念。

注意，初修者不宜在户外观想。户外天气变化大，有风有干扰，容易对学人产生不利影响。观想的场所最好是宽敞而安静的房间，墙壁颜色、光亮须温和，不可刺激学人。观想时，服装要宽松，不可把身体拘束得太紧。做语音观想时，我们可以先准备一幅相应的圆相画，将圆相画挂在正前方的墙上，使圆相的底沿和学人的眼睑等高，在离画约 60 厘米处安置坐垫。观想时，其他人不得随意进出，以免妨碍学人。观想时学人选择双盘（也可以单盘、散盘或者坐在椅子上），正对着圆相画，挺胸，收颌。身体向前后左右挪移两三次，安稳舒服地坐于垫上，然后开始调息。先收腹，用口吐气，意想吐尽体内毒素，接着用鼻子慢慢地吸一大口气，使整个肚子胀大。无论吸气呼气都要用鼻子，千万不要过分用力。反复做几次，直至感觉心平气和为止。双手结定印置于肚脐前，眼睛微闭，似望着鼻尖，将视线投向圆相画。

望一会儿之后，静静地闭眼，观想刚才所看的圆相。再静静地睁开眼凝视，再静静地闭眼。如此反复，其间伴随单音语音的吟诵或唱诵，直至所观的圆相画清晰地映入心中为止。接着，慢慢缩小该圆相，从鼻子处收进心中，此时声音内收，观想心与圆相相印吻合，然后想象着由鼻子吐出圆相，将吐出来的圆相渐渐扩大，此时声音也越来越大，似能充满全宇宙。将扩大而充满宇宙的圆相视为与心相合，从而进入"定"。顺序是先大声唱诵，再低声唱诵，再默诵。在心里默诵时，内心倾听，持续按压，然后反过来，默诵，低声唱诵，大声唱诵，逐渐将时间延长。过一会儿，逐渐从此境中出来，将扩大的圆相徐徐缩小，由鼻子引进心中。观想自心已经和圆相同样圆满清净，然后由鼻子吐出圆相，再次凝视正面的挂画。

最后深呼吸数次，使呼吸恢复正常。接着用双手按摩，从头至膝，恢复成常态。至此结束，时长约半小时，具体时长可根据每个人的身体状况调整。观想和人类所处的内外环境直接相关，也等于是脱胎沐浴在宇宙的滋养中。因此，观想的次数越多，头脑就越灵活，可以增强记忆力。

（2）凝视观想

元修养时可用于凝视之物有许多，如烛光、花朵、雕像等。凝视观想和语音观想不同，观想时，眼睛是完全睁开的，且须由导师面对面加以引导。

（3）呼吸观想

元修养把呼吸作为重要的观想方法，只是纯粹观察呼吸，而不要以任何方式改变呼吸。在这种情况下，呼吸将成为观想的对象。学人会观察到呼吸的每一个细微差别和产生的每种感觉：它如何在腹部和躯干中运动，它在鼻子内外运动时的感觉、质量、温度等。了解这些细节，但不必对其进行任何细化或判断，并与所观察的东西保持距离。

（4）身体观想

深深地注视或穿透引起你注意的特定感觉，例如手有多冷、脚的感觉、大脚趾的感觉等，或通过动态体式来观想，例如脊柱的力量感或下半身的柔软感。观察特定的情绪或任何特定的不适区域也可以。元修养的身体观想能让人止息杂念，明白身体和太阳同源，心光和阳光同体。万事、万物、万有的一切现象本性皆空，这是全息视角的体悟。

（4）动态观想

导引、打拳、行走中的观想都是动态观想。有的人无法长时间静坐，心里杂念纷呈，一刻也停不下来。动态观想就比较适合这些人。在行功的观想中，身体沿着一条小径或圆圈来回走动，并让脚步与呼吸合拍。吸气时，抬起一个脚跟，接着是脚心，最后上抬前脚掌。随着呼吸的持续进行，迈步向前；呼气时，将这只脚放置于地面上，身体的重心也移向它；接着准备好在下一次吸气时提起另一只脚。

元修养的观想法，一定是放松状态下的专注，与所观之物、人、事合一，虚化自己，合于万物。为什么要观想？因为观时的专注哪怕只维持一秒钟，这种全神贯注的专注的力量也会是万钧之力。想象一下闪电的力量。所谓开悟就是内心的慧光如同闪电一样，劈开障碍，让阳光普照大地。无论是双盘打坐、易筋功法，还是茶熏，目的都是观。一切修法的差别也都是在“观”上。

人本来是没有病痛的

什么是觉察？觉察就是很清晰地看着事物发生变化而不介入，它与心灵的敏锐度有关。专注地看，不要被表象左右，让事物呈现它本来的样子。

观想法是眼观还是心观？眼是心神出处，心不宁，眼无神，心清净，眼自明，所以不要刻意分什么心观和眼观。元修养里的心并无具体位置，非在内、在外、在中间、在某个器官，而眼是心之显现。故此，眼和心是不二的。

观，需要念念相继，心念要有持续的推动力。如果念头散漫不能集中，就像放电影的时候，每帧胶片不按顺序地乱放，谁也看不懂，而如果将其倒过来放映就变成其他内容了。念念相继，关键在于怎么放。专注力就是持续放映的放映机。念头稳定了，才能“饥来吃饭困来眠”（王阳明语），才能时刻不忘，才能念念清净。如果能够实修体验，自然会理解。

初修者静坐时容易杂念丛生，这叫“散乱”，散乱是心念向上浮。

治散乱可以用止的方法。止而又止，心思渐渐收束，如果不知不觉变成想瞌睡，或提不起精神，这叫“昏沉”。对治昏沉，就要用“观”的方法。止不只是止身动，杂念也要止。观不是向外看，还包括向内观心中的气象万千，观自己的生命与社会上万事万物之间的微妙联系。大至星球宇宙，小至身心的纤毫微末，你会发现这一切时时刻刻都在变化。

元修养的观想和传统止观法不同。传统的止观法是打坐的时候就只打坐，只有打坐才能入定，出定以后再开始其他修行。元修养的观想不是这样，它强调吃喝拉撒，二十四小时，念念相续，念兹在兹，时时提起觉知。当精气神充足的时候，人会本能地拥有敏锐的直观力和洞察力，能够做出正确的判断，开发潜能、创造价值，同时变得博爱慈悲、和谐幸福。

元修养的“观法”有对内和对外两个角度：对内是学人如何观自己的心音；对外是自己的心音如何被观。初修者习练的主要是内观。内观又分为静态和动态：静态内观，是初修者肢体不动，闭上眼睛，全神贯注制心在身体的某一处，感受意识和心念的变化；动态内观则是初修者在动态修炼中时刻保持觉知，一呼一吸、一举一动、一心一念都十分清明。

冥想也是一种观，是一种自我反思的观、对杂念自律的观、重点在“止”的观，属于“观”中“止法”。它通过获得深度的宁静而增强自我觉知。冥想是与自己的深层意识进行交流。学人可以在观想中清晰地看着自己进入冥想。对，用言语来描述只能用“看”来形容了。现代人练习瑜伽时辅以“冥想”，误以为闭上眼睛被引导着想象什么花草河流、蓝天白云、彩虹光线就是冥想，这是不理解冥想的含义。闭着眼睛幻想不叫冥想，而且这样做时间久了，有的人容易出现幻觉。我们要清楚：观想和冥想在方向上有区别，冥想是“止”，“观”指的是加，一加一减，入手点不同。

很多疾病是一个人长期处在痛苦的环境中引发的，所以通过观想，保持心情的平静愉快，能够及时补充能量是很重要的。刻板的生活方式、无望的日子都会造成能量的阻塞。每天吃着同样的东西，做着同样的事，走着同样的路，没有一个知心人，没有温暖的怀抱，久而久之，人就会病。不仅身体生病，更重要的是心也会病，变得封闭不自信，悲观而又疑虑重重。

克服疾病，首先在于调整心态。从科学角度看，随时激发我们保持临战姿态的是体内的肾上腺素，而能够帮助我们保持平常心的是血清素。如果血清素分泌不足，人就会抑郁恐慌。观想法能帮助我们化抑郁恐慌为平常心。我们无法通过别的途径获取血清素，只能通过简单运动来促进血清素的分泌。所有的民族都有一些重复简单动作的舞蹈，为什么？正是因为这种节奏单一的持续刺激可以促进血清素的分泌，就像哄小孩子睡觉时人们多会长时间轻拍孩子背部一样。其次就是真诚的自我修养。要战胜自己的妄念，战胜自己的恐惧，战胜自己的不安，唯一的武器就是自我修养。觉察精神驾驭肉体的秘密，是每个人需要进行的修养。什么是觉察呢？觉察就是很清晰地看着事物发生变化而不介入，它与心灵的敏锐度有关。就像观想带给人的感觉，似是而非，若有若无，虚虚实实。

人有任何不舒服时，不要去认同它，不要去放大它，不要被它控制，专注地看着这不舒服之处，不去评断这是好的还是坏的，不对它加以妄测，也不要抱怨为什么自己会受如此折磨。把信任交给心，在心里看着疾病，静静地看着它，说不定就在某一个瞬间、某一刻，人就会超越这种不舒服的感觉，转而有一种宁静与祥和的感觉。

观想不提供任何知识，不提供任何暗示，让心灵像沐浴在早晨灿烂的阳光里，你只需要懒散地走着，不要思考。此时，你的觉察已启动了身体的自我修复机制。专注地看，不要被表象左右，做一个“观察者”。当观察者专注地观看一件事物时，这件事必然会呈现它本来的样子。当你真的准备好接受疗愈时，“名医”就会出现在你的面前。

第十三讲

倒锁莲：逆生长的秘密

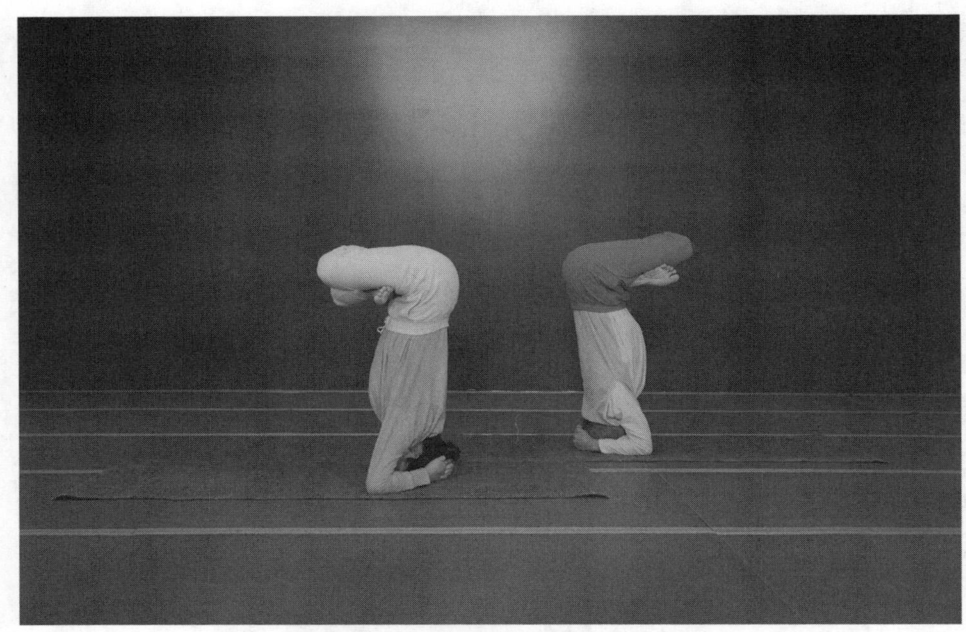

倒锁莲

对立就这样消失了

人若能保持十分钟以上的倒立，几乎能改善所有内分泌腺体的运作方式。并且，在你双脚离地升入空中的那一瞬间，二元性就从你的生命中消失了，你的固有认知和认知程序都会被重新改写。

倒锁莲，就是倒立。首先我们要说说人为什么要倒立。

头朝下，表明对日常秩序的一种打破、颠倒、重生。原本在地上的双脚被置于空中，身体倒置，以头入地，这意味着在失序中寻找新的平衡，用新的视野重新审视这个世界。

我们在日常生活中，头是高高在上的，倒立时，被踩在脚下的大地突然变成了天，这就是反观。头倒立好比《易经·泰卦》，类似于天地“交泰”，可化生万物，带来的是“颠覆”“自由”和“超越”，它直接刺激返老还童的脑部开关：脑垂体和松果腺。人若能保持十分钟以上的倒立，几乎能改善所有内分泌腺体的运作方式。此举能为大脑细胞带来充足的新鲜血液，使思维清晰，专注力和记忆力提高，还能直接让你体验到什么是没有分别心的整体性。并且，在你双脚离地升入空中的那一瞬间，二元性就从你的生命中消失了，你的固有认知和认知程序都会被重新改写。

头倒立是一种全然的放下。要重塑你的方向感，只有始终保持平静的觉知力，保持深长的呼吸，保持高度的有意识的平衡，持续加强横膈膜的收缩。每一秒都要聚精会神、心无旁骛，并耐心地等待那随时会出现的内在意识的飞跃。

肩倒立和头倒立之间有明显的相似之处。肩倒立的体式在颈部几乎完全截断了血流（导致流入甲状腺内），而头倒立则任凭血液畅通无阻地流入头部，由此可增加大脑、头皮、头发、面部的营养，提高视力及听觉。

头倒立这个姿势也被誉为“瑜伽姿势之王”，代表了人对灵魂和心意的完全控制，其结果是内心完全地谦卑。“顶拜”或“顶礼”，这类以头触地表示尊敬和尊崇的传统礼节，遵循的也是同一原理。头倒立的练习还代表着无畏和放下——通过颠倒视角和出发点，帮助你通过一种无畏的行为，放下日常的平衡和习惯，乃至固有的观念，用全新的视角、觉知力、智慧、力量去适应新的空间和维度。

我们要经历一种对未知的恐惧，也正是这种恐惧支持了我们对小我的执着和对物质的依恋。当有一天你失去了一切，你会以一种什么样的态度面对生活？头倒立象征着一个人在被某种力量抛弃之前，必须拥有先弃绝它的精神能量。

因为人平时站立着生活，所以晚上休息的时候躺着睡觉。人体气血的上下运转受到地球引力的影响。长时间站立着工作、运动、生活，人更需要时间躺着放松。站立着会受到这种影响，那坐着就不受这种影响吗？不是的。坐着时因为身体某些部位承受着更大的压力，会使得气血运行更加不通畅。

头倒立，不仅是哲学意味上的倒行、反思、反观，反者道之动，它对保持身体健康也有极其重要的作用，特别是对于用脑过度的现代人来说更是如此。元修养学人在练习头倒立后会继续练习肩倒立。这两种体式的练习对于身心和谐、去除杂念、阴阳平衡、力量集中、精神稳定以及情绪平和至关重要。练习完这两种体式后，一定要做婴儿式放松，身体才会觉得畅通。在做肩倒立和头倒立时，两脚平衡地一起离开地面慢慢往上，注意不能用惯性，下来时也是一样，双脚同时慢慢地平稳落下。

头倒立可以增强脊椎神经功能，向大脑提供充分的血液和氧气，增强脑细胞活力，净化大脑组织，使头脑保持清醒。肩倒立主要帮助颈椎放松和增强弹力，使身体上下之间气血畅通，腹部和胸部的脏腑之间和谐。

元修养进一步的功法是在头倒立和肩倒立的时候保持双盘，这样会更大限度地帮助人集中能量，养护下丹田的精元。当然，在头、肩倒立的时候双盘，是头、肩倒立修炼稳定以后的晋级，这需要专业老师的指导。头倒立的时候按照头部着地的部位分为两种，一个是头顶着地，一个是额头着地。这两种头倒立的功效有所不同。一般情况下，想提高软功弹力，多采取额头着地倒立；想提高硬功弹力，多采取头顶着地倒立。

逆生长的秘密

头肩倒立就是建立一座桥梁，帮助身体和精神进行沟通。所有的修养体式中，唯有倒立时，心一点也散漫不得，因为杂念一起，必然保持不住平衡。

有人问为什么倒立能帮助搭建身心的桥梁。其中有多种原因，从心法的角度讲，头向下行，是谦虚之态。修养就是为了放下身段，放下执着，将身体调伏至最微处，能于尘埃中开出心花来。

从气机的角度讲，阳气由脊柱生成，脊柱倒行并人为上下摆动时，引发全身的巨震，这也是“开窍”的方法，即用全身的震动唤醒生命的造化场，逐渐增强影响生命气机的能量，这便是“生气”。修养者一旦可以自主“生气”，就相当于在身上安装了“信号放大器”，可以更快更多地“夺天地之造化”，感应天地的气机。

从经络的角度讲，如《琐言集》所云：“要知任督二脉，体不端直，则气塞；体一端直，则气机无阻，百络通利，关系非细。”倒立状态时，人最容易打通背脊堵塞，使得脊背挺直，督脉流通顺畅，因为修养者如果脊背不挺直，则立不稳。

从生机的角度讲，如达摩祖师在《洗髓经》中言："动中之静为真静。"初修者在练习头倒立时，身体激烈晃动，六根必须全然收摄，此时于动中处于"真静"态，因为心存一丝杂念则无法保持平衡。修养者内心越空虚，外观则越发挺拔，脊椎的上下起伏如揉洗衣服一样在按摩激活骨髓。这种"易筋洗髓"法是通过持续震动激发脊椎骨里的神经功能。

从功能的角度上讲，头倒立也是最佳活脑和回春修法。我们人脑里有什么呢？西医发现有松果体，松果体内有一种促性腺激素。人体不单单有性激素，还有促性腺激素。性激素可以促使生命体精强力壮，可人类除了"性"还有"情"，产生"情"的生理基础是促性腺激素。"性"是本能冲动，"情"是情义慈悲。如果产生情的激素不充分，人就会冷漠、钝化，而头倒立可加强松果体的功能。修养者若能长时间保持头倒立，对入定能量的提高也是大有裨益的。因此，要充分理解头肩倒立的重要性，不要简单理解为是一个高难度的体式。

还有人问是不是随着大脑的功能弱化，人会更加钝化和冷漠。这个答案是肯定的，人的大脑会衰老弱化。许多人从少年期开始就精神不集中，注意力分散。大脑是情感、思维、意识的形成基地。大脑功能越弱的人，越固执、偏激、自我。滋养脑部的骨髓由脊椎生成，脊椎如果长期受压迫，督脉必然不通。阳气不升、正气衰弱时，人心中的紧张、焦虑、多疑、抱怨等各种阴性力量就有了动力。元修养的学人随着精神境界的提升，身体的触感也会越来越敏感。从西医角度讲，这就是脊柱里的神经功能开始恢复正常了，恢复得像儿童时期一样天真敏感、心能入微，此时钝化的触觉就逐渐清晰了。触觉清晰后，修者能"内观"自己身体的变化及起因，如痛和寒气相关，麻和胃经相关，痒和肺经相关，有蚁走感和肾经相关等。知道起因，防微杜渐就有办法了。

古代的医者能在没有 X 光、红外线的基础下，清晰地找出经络、穴位、气脉，是因为内触敏感，这叫“内观”。李时珍曾说：“内景隧道，唯返观者能照察之。”（《奇经八脉考》）东方传统的医者是长期自我修行并具足内观返视的功夫的人，和现代医学院里培养出来的医生不同。古代有志向的医者多随侍师父多年，每日上山采药，修炼功夫，精通药性、食性、气性和人性之间的变化，出师后本着悬壶济世的精神从医。医生对他而言不是一个职业，而是一份使命。这些修行的医者能通过修行照见身体内部的景象和气血流通的变化，这就是“内景隧道”。他们还据此绘制出了经络穴位气脉运行图。如果缺乏实证实修的功夫，中医就变成了一门技术、一门科学，和古代以实修为主的医者相去甚远。

西医多用解剖尸体的方法研究人的身体，只能检查到人死之后固态的血液、骨骼、神经，而活着的生命体内无常的气血、气脉之应时、应机的变化，西医就理解得不如中医透彻了。其实，人之气和精神状态有莫大联系，怎能以死尸论断活人之状况？人在情绪发动时的身体情况和平时一样吗？如何照见“内景隧道”呢？《周易参同契》云：“原本隐明，内照形躯。”这是说人如能运用处于隐处、明了一切的“元神”，便能“照见”体内的“内景隧道”。

我们可以说西医秉持的是“身体观”，东方传统修养秉持整体的“生命观”。“身体观”重视肉体，把人看成是一个静态的、实质性的、固定不变的、可分拆的物体，而“生命观”把人看成是动态的、整体的、变化的，受精神和气脉影响甚大的生命体。东西方对生命的认识其实是朝着两个方向发展的：西方本着还原思想，用数学的可拆分方法；东方本着整体统一思想，演化出动态的、玄妙的、不断运行的、不可分割的生命观。故此，对于内观、内视之类的景象，西方人通过解剖法是很难理解的。解剖所能见的只是生命死亡后遗留下的肉体，而非活着的生命本身。西医产生这种思维局限，是由于其是从事物的外面来观察的，故一切外求解答，最后将一切现象，都化为数学公式表示出来。不仅医学，连音乐也可以被数学化，活动的音符最后也变成了数字规则。科学研究是将世界上万事万物万有量化、数化、物化的过程，而真实世界的事物却是整体的、活动的、不可思量的。故我们说要收视返观，一切向内用力，不依赖眼看、耳听外面的世界，而这正是东方传统的修养特色。

司马迁在《史记·扁鹊仓公列传》中讲到，扁鹊没有出名时，曾遇到一位名叫长桑君的奇人。他给了扁鹊一种药，告诉扁鹊，用未沾及地面的水服用此药，三十天后，可见隐秘之物。同时，他将自己所藏的医书授予扁鹊。扁鹊依言服药三十天后，“视见垣一方人。以此视病，尽见五藏症结，特以诊脉为名耳”。可见，扁鹊是具有内观的能力的，能透视人的五藏。具备了这种功夫后，扁鹊开始在齐国和赵国行医。长桑君究竟给了扁鹊什么药，医书中又提及了什么修炼内视功夫的方法，司马迁没有细说。不过，我们可以肯定的是，那必然是种修行功夫，而非什么偏方。

《黄帝内经》为什么将“心、肝、脾、肺、肾”称为“五藏”而不是“五脏”呢？因为五藏不仅仅指实物脏器，不仅以看得见、摸得着为标准。“藏”有藏神之能，这是肉眼看不到的一种现象，即《内经》说的“藏象”。从名称的不同我们可以看出，古人更重视神气，而后世之人逐渐落入实体，这是医者思想已经越来越忽略精神的缘故。

苏联科学家发明了一种克里安照相机，利用高伏特电压的瞬间激发，将人或物件的影像摄入底片中，可以拍摄出人或物的“气场”“能量场”。不过这只是人和物最基本的能量场，如人体周围的各种射线等，人体更复杂的能量场是拍不出来的。现代科学认为，宇宙中的一切物质都有自己的频率，即一切物质都以不同的频率振动着。我们人类的感知器官仅仅能接受非常小的范围内的频率，一旦频率超过了这个范围，就无法被人类感知。海豚之间交流传递信息的超声波，人类就无法听到，但是可以被科技仪器探测到。德国科学家发明了彩光针灸与多种彩光疗法，以及核磁共振成像技术等。如今西医开始重视核磁共振成像技术揭示出的人体经络，学界也发表了诸多研究报道和论文。不过，又有多少现代科学仪器还探测不到的领域呢?

所有身体的特殊能量皆发自于心，是心能支持着生理反应。从物质成分上看，心能用来直接滋养精髓，精髓又和肾气相关，而督脉是精髓的通道。督脉的腧穴大多分布在脊柱椎体的棘突下凹陷中，这条人体的最主要通道如果堵塞，各种能量和能力便无法开发和使用，所以脊椎非常重要。

既然脊椎这么重要，为什么现代人几乎都不重视?很多现代人弯腰驼背，那是因为生活方式已经西化了。现代人常坐松软的沙发，睡柔软的席梦思，跷二郎腿坐着，行住坐卧皆散漫，长时间对着电脑手机，想不驼背都难。修行之人，入门即注意“三挺”：颈挺，脊柱挺，肋骨挺。此“三挺”有利于气贯全身，精气灌顶，任督正位，气生神生，气活神活。

头肩倒立就是建立一座桥梁，帮助身体和精神进行沟通。所有的修养体式中，唯有倒立时心一点也散漫不得，因为杂念一起，人必然保持不住平衡。

以心转物，不被物转

经过一段时间的倒立修养，人的直觉力和洞察力都会增强。长期坚持倒立修养对转化生命有很多帮助，其中变化最快的是大脑。

我们头顶的穴、窍是接“天气”的。何为“天气”？它好比天空的“电波”，修养者因为气脉通顺，加强了生命的“信号接收”功能，所以能时刻接收到宇宙的“电波”或“气机”。修养者和“天气”能相互交感。除了“天气”，我们还要能接受“地气”。何为“地气”？地气即地下的磁场。它和变化不定的电波不同，地下的磁场是稳定的、有脉络走向的，也就是地脉。地脉有“遇风则散，遇水则聚”的特性，民间也叫“风水”，古时叫“堪舆”，堪是天道，舆是地道。

修养中要想接地气，命门下的尾闾窍特别重要，因为这里和性激素的存储地“气海”相对，属于下丹田区域，是人的肾上腺素比较集中的地方。肾上腺素是促进人发挥潜力的激素，精力旺盛和肾上腺素的充足密不可分。肾上腺素要激活，关键便在尾闾窍。

除此之外，各种修养流派为了发动身体的生命力创造了各种修养之法。生命力的源头在哪里？道家称之为“会阴窍”，注意，不是二阴中间的“会阴穴”，而是在肛门前口。凡能接“地气”的修养者，必须激活这个区域。那么如何激活呢？我们来看头倒立：第一，倒立帮助脊髓倒流入脑，再通过上下激荡脊柱促使督脉气动。第二，头倒立双盘又叫“倒锁莲”。这个姿势如同胎儿在母体子宫里一样。倒立可使修养者在最放松的状态下闭锁下盘。第三，“移位震荡”，用上下激荡脊椎法刺激脊椎活跃，还精髓入脑，激活“气海”里储存的性激素和尾闾窍中的肾上腺素。第四，能量被激活涌动发热后，学人由倒锁莲的姿势大力跌下地面，恢复莲花坐。为什么要大力下落？因为可以冲击“阴窍”部位，再次激发下丹田能量，帮助身体连接“地气”。

天、地之气有了，下一步还应该接引人气。接引人气需要修养者打开胸腺。关键的连接点在中丹田，即人体胸前的黄庭穴附近区域。它是胸腺所在地，心、肾相交处，和背后两胳膊的连接处夹脊窍对应。这个区域即接引“人气”的关隘。没有修养过的人，夹脊窍多是闭塞的，修养时要打开它。头倒立的震荡也能帮助我们打开夹脊窍，人气旺了，会时刻处于“开心”状态。

一日之中，头倒立的最佳时间是清晨，如能在日出时于户外倒立着感受紫气东来，和天地交汇感通，就是修养者最好的早餐。早晨倒立还可以消除一夜酣睡造成的身体滞气，保证全天的脑部供血供氧，使得头脑清晰并改善面色，同时唤醒和刺激大脑的沉睡区域。此外，精进修行了一段时间的男性修养者，有不少人就像男孩每天早起时一样，产生自然勃起现象，这种无性的勃起是生命力旺盛、身体恢复年轻态的表现。早上的勃起和本能有关，和性冲动无关。早晨的修炼可以转化身体的本能。有些修养者，一旦本能苏醒，便感觉自己性功能增强了，从而开始放纵自己。这样一来，修行不仅没有补充元精，反而减损了肾能。故此，我们需要通过修养，使元精从会阴区上升，逐渐脱离低级的欲望，提升自己的境界和品位。

头倒立可以激发胸腺乃至所有腺体的分泌，包括上丹田中松果体腺的能量。经过一段时间的倒立修养，人的直觉力和洞察力都会增强。长期坚持对转化生命有很多帮助，其中变化最快的是大脑。

头倒立对松果体有特别的作用。松果体位于脑中心，它仅有米粒大小，因其形状像一颗松果，故名“松果体”。现代科学家通过大脑解剖和对胚胎学的研究发现，人类确实存在第三只眼，而松果体，正是第三只眼所在处。松果体是有感光组织架构基础的，而且有完整的感光信号传递系统。科学家发现没有眼睛的墨西哥盲鱼就是利用松果体来“看”外界的。人的肉眼像照相机的镜头一样起对焦、采集光线的作用，而松果体却像照相机的 CCD 或底片，起感光成像的作用。英国曼彻斯特大学的阿·罗宾·贝克教授还发现，在松果体的前方有一个生物磁场，可聚集射线并起到扫描图像的作用。许多学人精进修养后，能感觉两眉之间似有个深邃的隧道，这便代表聚集射线的能量在恢复。人体的松果体在儿童时期比较发达，七岁后便开始退化。从身体机能上说，头倒立能够帮助恢复“眼视”的功能，不过，这些都是不可刻意追求的，易让人走入误区。

倒锁莲这些其实都是禅门功夫，少林寺的童子功里也有相同的功夫，其中的倒拜佛功夫就和倒锁莲功夫接近。少林寺的童子功本有外功、内功和柔功三种。这里的童子不仅指孩童，无漏的修养者皆为“童子”。历史上有很多全家修行的成就者，如维摩诘大居士有儿有女，一门四禅师的庞居士也是无漏修行的典范。无漏和社会生活不矛盾，它指的是智慧和定力的等持。

元修养不是体式的练习，而是帮助修养者远离散漫的大脑意识，活在当下。

心能转物，不被物转，潇洒自在，处处皆真。

世界变化越来越快，现代社会建立在科学的基础上，而科学是依据物质建立的理论。1926 年，德国科学家海森堡已经提出了“测不准原理”，即不可能同时测得一个粒子的位置与动量，因为科学家的观察本身就会影响到粒子的存在状态。对粒子位置的测量越准确，则对其速度的测量就越不准确。

除了“测不准原理”，星系红移和哈勃定律也告诉我们：每个人都是宇宙的中心。既然每个人都是宇宙的中心，为什么每一处不能成为“人间净土”呢？

初级头肩倒立程序

准备式

以跪姿坐好，双手放在大腿上，保持脊柱直立。

自然呼吸，全身放松，面带淡淡的微笑，闭上眼睛。头手相应，吸气，慢慢睁开眼睛。

呼气，保持臀部以下不动，脊柱始终挺直，身体自腰部向前向下。双肘放在距膝盖一拳远处，双肘之间距离与肩同宽，大臂与小臂呈 90 度。

双手十指交叉，拇指相抵。

慢慢低头，颈部放松。前额着地，头顶放在双掌之间。膝盖直起来，双脚前脚掌着地。

吸气，慢慢抬起臀部，伸直膝盖。

往前

双脚交替向头的方向走，身体重心向前移动。身体重心完全落在两小臂上后停下来。

呼气，自然呼吸，在这里保持一会儿。

双脚离地

呼气，同时慢慢将双脚抬离地面。

身体的重量集中在两个手臂和肩膀上，脖颈放松。

脚腿相应

弯曲膝盖，大腿贴腹部。

收紧腹部，腰背部保持正直。

双脚继续上抬，直到小腿贴住大腿，双脚脚心朝上。膝盖直上保持腹部内收，慢慢抬起膝盖。

臀部收紧，大腿收紧，直到大腿完全向上直立。脚心向上，吸气，慢慢向上伸直小腿，直到腿完全伸直方呼气。脚跟用力向上蹬，脚心朝天花板。

天地人相应

自然呼吸，在感觉舒适的情况下尽量保持。

使大脑保持意识清净放松的状态，进入天地人相应的境界。之后腹部内收，臀部和大腿收紧，保持腰背挺直。

吸气，呼气时慢慢弯曲膝盖，直到小腿紧贴大腿。膝盖慢慢下落，直到大腿贴住腹部。

大腿保持不动，慢慢伸直膝盖。脚尖着地，前脚掌着地。

慢慢弯曲膝盖，双膝和小腿着地。

脚背放在地面上，大脚趾相触，脚跟向外分开。臀部坐在两脚跟之间。

松开双手，双手放在头两侧的地面上。吸气，从腰部开始，让上身慢慢直立起来。脊柱完全直立后，慢慢抬起头回到正中位置。

自然呼吸，金刚坐，双手放在大腿上，闭上眼睛，完全放松。

仰卧，身体放松成一条直线，两腿伸直，脚跟并拢，两臂平放于身体两侧，掌心向下。

吸气，慢慢抬起双腿与地面垂直。

呼气，再次吸气时臀部向上抬起，双腿举过头顶，保持头、颈、双肩始终在地面上。

弯曲手肘，双手掌托在腰背部。

吸气，双腿并拢向正上方伸直，下颌抵胸骨，呼气。自然呼吸，在感觉舒适的情况下尽量保持。

吸气，呼气时慢慢将双腿放回头顶上方，双手伸直放回体侧地面。

吸气，背部慢慢回落地面，双腿回复到与地面垂直。

呼气，双腿慢慢回落地面。双腿略微分开，将手臂自然地放在体侧，掌心向上，保持自然呼吸，完全放松身体。

第十四讲

运气调息：修出中国风骨

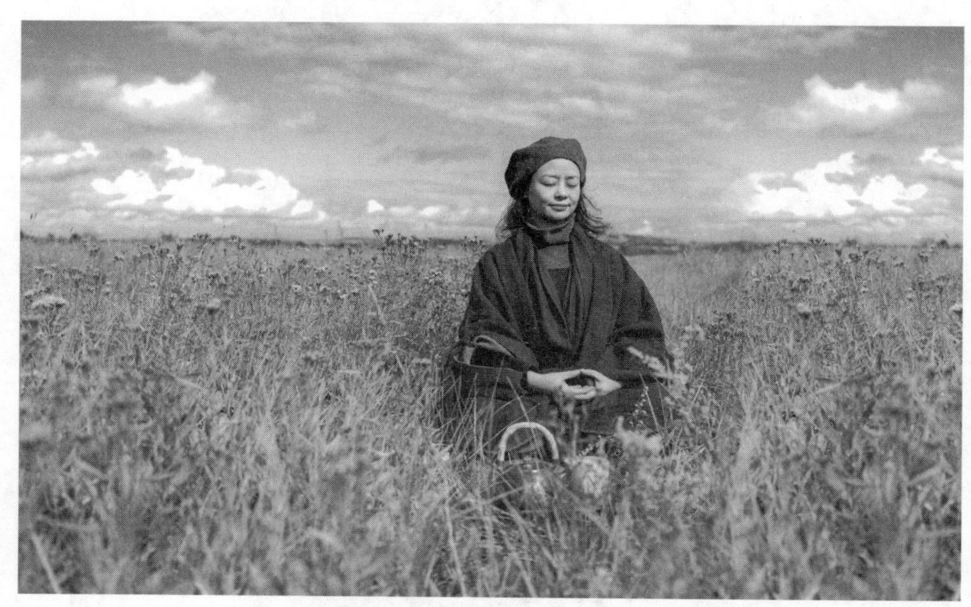

运气调息

不被疾病打扰

有修养的人不是不会生病，而是因为能迅速觉知问题，并立刻用行动来改变，所以就不会为病所扰。这是一种能够随时自我反思、自我纠正的能力。

元修养要求学人刚入门学习体式时，同步学习运气调息法。和当代健身瑜伽不同，元修养要从心念入手带动身体。初习时，学人难免不专心，有时昏沉，有时散乱，而运气调息法对于解决这两种问题都非常有效。

修养就像琴弦，过紧了会断，过松了会弹不出声音，身心需要和谐相处，不偏不倚，而这沟通身心的桥梁是“息”。胎儿出生后的第一件事情就是呼吸，用大哭向世界宣告新生命的诞生。成年人身体衰弱的外在表现之一也是呼吸，呼吸变浅变弱了。呼吸不同于调息。东方修养法，不管是儒、释、道哪一家的修养法，都是从运气调息开始的。“调”有调和、调整、调治、调理之意。“息”字有以下之意：

第一，指精神的安宁。“息”字从字面解释可分解为上“自”下“心”，即安宁是立足于自心之意。

第二,一呼一吸谓之一息，一呼一吸谓之一生。一吸脉行三寸，一呼脉行三寸，呼吸定息脉行六寸。

第三，指呼吸之间的停。如果我们能把精神集中在呼吸停歇之际，延长停歇时间，即可调理净化身体。

第四，阴进阳退谓“消”，阳进阴退谓“息”，扶阳为“调息”。

普通人的呼吸谈不上“调息”，只是吸入的氧气通过气管到达肺，停留在横膈膜以上部位而已。庄子说:“真人之息以踵，众人之息以喉。”踵在哪儿？脚后跟。这也就是说，真人的呼吸可以吸到脚跟的位置，和健康的正常人吸气只可以吸到横膈膜的深度完全不同。许多人不解：吸气怎么可能吸到脚后跟？但“真人之息以踵”的意思不是吸气吸到脚后跟，而是真人可将吸气的气感下移。

普通人呼吸能到哪里？通常到肺，差一点的就在喉咙附近，而有修养的人吸气可以吸到下腹。但即使是可以吸到下腹者，也是不可能吸到脚后跟的。因此，我们要知道庄子的这句话有两层意思：第一层是接踵而至，比喻呼吸连绵不断；第二层才是关键，踵和阴跷脉有关窍，脚跟处是阴跷脉的起始。道家说：当呼吸之机，我则从阴跷迎归炉。阴跷穴的核心在阴跷穴，阴跷穴在哪里？它就在人体的前阴与后阴之间的凹陷处。它与头顶的百会穴是在一条直线上的。打坐、站桩、行功时，阴跷穴和百会穴都要保持一条直线，这条线统摄着背后督脉的阳气运行。当功力深厚的修养者深吸气至阴跷穴时，脚跟上马上会像触电一样产生同步感应。其实何止脚跟，全身都有感应！

修养好的人冬天不怕冷，夏天不怕热，这是因为体内点起了火炉。我们的身体里有八脉，其中有一个阴跷穴，是个大火炉，自古有“阴跷一穴秘不宣”的说法。

阴跷脉是人体热能供应的源泉，与性腺和肾气有密切关系，好像一条蛰伏的灵蛇，呈三蜷半之形，其头向下垂落，一旦被唤醒，能够让人得到过人的精力。

启动阴跷脉最有效的方法是修养时运气调息。修养得当时，学人会感觉尾部升起一股热气。把这似有还无的感觉送入阴跷穴，学人只要一念，热力便可到位，如同在山中一吼，四处皆能回声一样。当气到位时，全身都有微微的麻热感，这是非动非静的微妙变化，通身如泡温泉一样舒泰，温感源源不断，修成后无论身处多冷的环境都能感觉暖气护身。

普通人的饮食分三种：第一种是固食。普通人几天不吃饭，一般是不会饿死的。现代人过度重视固食，并且赋予固食交际的功能，吃饭变成了一种社交手段。人们越吃越多，越吃越复杂，逐渐忘却了饮食的本来意义。第二种食物是液食。人不喝水活三天都难，可见水比固食重要。第三种食物是气食。如果人被掐住脖子不能呼吸，可以坚持多久？呼吸是人最原始的本能，氧气是人最重要的食物。婴儿来到世界，第一个动作是呼吸。人离开世界，最后一个动作也是呼吸。呼吸是人与生俱来的生命现象，但现代人的心游离在身体之外，以至于第一个出问题的就是呼吸。

“息”与“心”有密切的关系，息从心生，“息”字从“自”而“心”，心一动就有气，气从鼻出就是息，因此调息可以对治现代人普遍存在的心气浮动。调息有两种常见的方法：一数息，一听息。数息法是初修者最常用的。听息法通常被人误解为用耳听呼吸，实际上正好相反，心静时呼吸细微，我们要修到不要让耳朵听到呼吸的声音，如果听到呼吸的声音就说明心念外驰了。听息法实际上是培养学人用心去觉察体悟，而非用耳听。心无形，不能觉察是粗是细，但由心所化生的气息，虽无质而有迹，可以去体悟觉察。一旦发现迹粗就要想方设法使心清净，心清净则迹细微，息自然也就细微了。

无论是数息还是听息，都是被动的、使心不散乱的方法，还有其他的读书、随息、唱诵等帮助学人收敛心神的方法。不过这些皆是初入门时使用的便捷之法，但各种法无论怎么用，静心才是目的。天天坐着数息，能入得了“静”吗？入了“静”也未必就“净”。“静”不是“净”，有依赖而暂时能入的静不是真静，也没有达到净。凡有依赖，同时就会产生一份执着。所以学人必须明白，依赖外界的法都不究竟，真正的修养是要自己发动运气调息。

呼吸的快慢和意念是否清净有直接关联。学人身体的每一个部位都是透气的，在显微镜下看，每一寸皮肤都有孔，无量的孔是气息进出的通道。常人不清楚什么是气息封闭。封闭其实是有层次的。我们看茶壶上有两个孔，一个是倒水的壶嘴，一个是壶盖上的气孔。我们把气孔封闭时，水就倒不出来了。第一层封闭就是封装液体不外露。第二层封闭是不但液体不外露，热量也可以被隔离。第三层封闭叫闭气，是运气套路最终需要修到的封闭境界。修养稳定者，气息的开闭随心。闭气不是常人理解的屏息。闭气时有动、静二态，静态闭气容易，动态闭气难。

科学上很难做到一个器件被关闭气孔。物体都是由原子等基本粒子构成的，而原子中最重要的原子核占多少比例呢？比方说原子有足球场那么大，那原子核就比足球还小，原子中剩余的地方是空的。我们看钢筋水泥的高楼大厦，其内在也都是空的。那么为什么科学上无法完成的气体封闭，而一些大瑜伽士能几天、几十天将经络之气、卫气自由闭合，体内的气息随心流动，在需要时随心关合自如呢？这就是不可思议的闭气功夫。

这是生命的神奇之处，留待我们进一步理解和探索。

学人在学会运气后身体自然变得敏感，会很敏锐地分辨污浊、腐朽的气息，也会觉知到气息在体内的走向，哪里淤堵不通就可以及时调整。普通人往往在污染的环境和邪气、病气、腐气、湿气比较重的地方工作生活，嘈杂的地铁、繁闹的酒楼、空调轰鸣的办公室等环境会使人逐渐衰老。一旦学会了运气调息法，学会了吐故纳新，及时排出废气，生命质量会得到极大提升。

运气调息法没有什么神秘，我们不是去学怎么入定、怎么闭气。入定不是学会的，定力是身心发生转化时自己生发的；闭气也不是人为的，而是定力达到一定程度的时候自然而然产生的身体状态。初修者只需要学会在专业老师带动下安全地运气和调息即可。

运气调息也可以配合观想法修养。我们通常先观想百会穴部位是空灵的、虚化的，整个头盖骨仿佛是打开的，内外只有一层膜相隔，天地间无穷的能量从上而下灌顶而入，慢慢地，能量往下到达会阴。此时，天门洞开。我们每个人在婴儿时期与天沟通的通路是打开的，这叫囟门。一岁半左右，囟门闭合，与天气阻隔，从先天进入后天。如果学人想回归本原，通过修养有机会打开和天气沟通的通道。但和婴儿不同的是，婴儿的天门是成天开着的，自己无法选择，很容易受到伤害，而成就者的天门可以用心开合。

头顶是最容易进气的地方，一旦打开百会，就犹如瓶盖被掀起一样，必须时刻注意防护不散气。当气一路向下到达阴跷穴区域时，我们要观想以会阴为中心开始螺旋状往外画圈，想象这个圈好似银河系螺旋状旋转的样子。其实这种螺旋比例在人体和自然中到处可见，西方称之为黄金分割或黄金矩形，这种神秘的分割比例中蕴藏着很多奥秘。

人体的许多部分都在黄金分割点上，例如肚脐是头顶到足底的分割点，咽喉是头顶到肚脐的分割点，膝关节是肚脐到足底的分割点，肘关节是肩到中指尖的分割点。除此之外，我们的躯体轮廓、面部轮廓、上颌切牙、侧切牙、尖牙等轮廓之比例，那些完美的身体比例，都近似黄金比例。西方科学已经发现人体结构中有14个“黄金点”（物体短段与长段之比值为0.618）、12个“黄金矩形”（宽与长比值为0.618的长方形）和2个“黄金指数”（两物体间的比例关系为0.618）。这些神奇的分割比例不仅在我们人体上存在，在大自然中也比比皆是，如世界上任何一个蜂巢里的雄蜂和雌蜂的比例都是相同的。与我们生存相关的气温、环境也和这些数字密不可分，如地球表面的纬度范围是0°～90°，对其进行黄金分割，则是34.38°，这正是地球的黄金地带，从气温、日照时数、年降水量、相对湿度等方面来看，都是最适宜人类生活的区域。

我们观想以会阴为中心以这种旋转幅度顺时针往外平铺着画圈。学人观想自己在银河系的中心点，这个点我们叫“法尘”。元修养认为凡有所想必有对应的实存信息。这颗真空生妙有的心，能超越心的渊壑，显现清净圆满的心性。修养中，学人继续以此为中心点向外顺时针旋转，将这种热能信息传递给大脑，此时，圈的外延在身外，能量圈可自控的终点因人而异。这个过程中始终保持自然呼吸。我们的精神越集中，对气的反应就越敏感，最后将热能量圈中上升的热能聚集在下丹田区域，感觉下腹如同装满了温水的蓄水池，这就是老子说的实腹。

运气法中的呼气是呼出浊气，吸气则是吸进能量。运气时需要一种使身体在“微细运动”过程中保持架构安稳的定力。从外部看起来身体似乎是静止的，而其实内部筋骨、经络和气却暗流涌动，在不断重复着纵横张弛的微细运动。人的生命力在大多数时候靠这种微细运动来保持旺盛。

呼吸与各脏器相呼应，同时也与保持身体重心、重力平衡乃至维持一种姿势的肌肉运作有着密切的关系。运气时，无论是上焦呼吸、中焦呼吸还是下焦呼吸（腹式呼吸），都必须先催动相应部位的脏器、腹肌、脊椎、深筋膜动起来。只有共进共退共命运，人才能真正地全身呼吸、用毛孔呼吸，才有生命力整体的和谐、成长与发达。通过从呼吸到运气的不断升级，人便锤炼了腰背的张弛力，提升了脊椎、深筋膜的柔韧度。反过来，也只有腰背的张弛与脊椎、深筋膜的柔韧，才能支持我们运气调息顺利。脊椎是其中的中流砥柱，而当下社会，含胸、压腹、驼背的姿势随处可见，孩子身上有，成人身上也有，这些毛病正成为破坏呼吸健康的天敌。

打开胸廓，松空腰背，筋膜正位，将我们从凹陷、压抑、封闭、紧张、僵化的局限中解放出来，生命就能丰满起来。将一般的胸式呼吸转化为腹式呼吸，由上焦、中焦虚弱症状引发的头痛、低血压、胃弱、眩晕、呼吸疾病等都将得到缓解。不过大多数人做不好腹式呼吸，因为缺乏正确的锤炼。也因为缺乏足够的锤炼，脊椎运转不柔韧，腰部僵硬，腰眼部位内弯，胃部与脊椎互相挤压。实际上，腿脚或腰间活力的逐渐丧失也跟不会运气调息有关。坚持运气调息，循序渐进，百折不挠，身体定会受益。这不是体力问题，而是认识问题和意志问题。

有修养的人不是不会生病，而是因为能迅速认识到自己的缺点，并立刻行动来改变，所以就不为病扰。普通人要向修养者学习这种时刻自我反思、随时自我纠正的能力，要学会当意识到自己的缺陷和病症后，立刻去寻找最合适的方法调适自己、去除病痛。这样即使做不到不病，也能做到不忧不虑。

我们也可以打通任督二脉吗

如果一个人能够懂得运气促进任督二脉的运通，那么元气就会像泉水一样沿着任督二脉所构成的圆环流动，如此一来，“真气从之，精神内守，病安从入？”

运气调息对于人体是极其重要的。这种功夫虽然很玄妙，但不是学不会。古代习武者最重要的事情就是打通人体的前后生命线：前方的任脉，后方的督脉。这说法并非空穴来风，打通任督二脉就相当于为人体打通了“小周天”，接通了“精气神”的输入管道。任脉是从下颌的承浆穴到下体的会阴穴。督脉是从口部的龈交穴到背部最下方的长强穴。任督二脉原属奇经八脉，因具有明确的穴位，医家将其与十二正经脉合称为十四正经脉。任脉主血，为阴脉之海；督脉主气，为阳脉之海。这就是说，任督二脉分别对十二正经脉中的手足六阴经与六阳经起着主导作用。十二正经脉气血充盈时，就会流溢于任督两脉；相反，若任督二脉气机旺盛，同样也会循环作用于十二正经脉，故曰“任督通则百脉皆通”。

中国传统医学、道学都有关于如何打通任督二脉的记录。只不过，普通人认为打通任督二脉玄之又玄，属于武功高手的秘密，离自己很远。其实，《黄帝内经·灵枢·营气篇》中就提到十二经脉与任督两脉的循环流程：经脉的流注从肺经开始，依次循环到肝经；后由肝经入胸，上行经前额到头顶；再沿督脉下行至尾闾，经阴器而通任脉上行，然后回流注入肺经。其云："此营气之所行，逆顺之常也。"这是任督之气在人体内运行的自然规律。我们要明白，任督二脉本来就应该是通的，何须打通任督二脉？换句话说，由于后天各种内外因损伤了身体才导致二脉人为堵塞，我们要做的是通过运气调息恢复先天本能，这有何神秘可言？从导引的角度看运气，所谓"通任督"也就是通三关，即尾闾窍、夹脊窍、玉枕窍，一气周流运转无碍。

道书《太平经》认为，人的寿命上限为一百二十岁，但只要以导引法，从逆而修，则可夺天地之造化，凝练精、气、神，提高生命品质，超越年寿极限。所谓"逆"，便是指气走督脉，由会阴起经背脊三关而达头顶百会，再由身前任脉而下丹田。此经行线正好与《黄帝内经》中所提的经行途径相反；也就是说，以《黄帝内经》所提的经行途径为正，相反的途径便为"逆"。

导引是后升前降的逆运气机制，医家与道家导引对任督二脉经行的说法，其差异就是顺与逆，所谓"顺成人，逆成仙"。无论是任脉上行而督脉下行为顺、为正，还是督脉上行而任脉下行为逆、为反，从医、道、瑜伽等各家来说，各有各的关注点，都是因师因法因人而异的。学人能明白布气运气的方法而斡旋人体元气，那么下手处则女以练任脉为主，盈其血；男以练督脉为主，盈其气，并辅以调心、入静，使身形固养，任督二脉气机通畅。所谓元修养的运气调息，是可以在生活中实践的方法，并非遥不可及。

如果一个人能够懂得运气促进任督二脉的运通，那么元气就会像泉水一样沿着任督二脉所构成的圆环流动，如此一来，“真气从之，精神内守，病安从入？”（《黄帝内经》）任督二脉是不是真可以打通呢？答案是当然可以。我们看看中医大家张锡纯的例子，他根据《黄帝内经》中的“四气调神论”，在《医学衷中参西录》中讲述了三个医案，供学人参阅。

（1）有人因事北上，在路上偶感风寒。他忽然想起张先生在其医著中提到的“炼气治病法”，于是在车中尝试“呼降吸升”运气调息法。车走了大约三十里后，他就觉得心爽体舒。

（2）有位患者得了屡治无效的泄泻病，自己怀疑无药可医了。张先生教他“呼降吸升”运气调息法。仅仅试了四五天，他就觉得原来冰冷的小腹变得温暖起来。再坚持一段时间，他屡治无效的顽症终于痊愈了。

（3）有位患者得了一种重病，发病的时候喘得厉害，不能坐也不能躺，吃了很多药物都没有用。张先生就教他“呼降吸升”运气调息法。不久，他觉得丹田常暖、热力充满周身，困扰多年的疾病被治愈。这位患者感慨道：“医林之秘乎，抑天地之精乎！非明造化之机者，孰能与乎斯？慎之，秘之，非人勿传！”

张先生如此神奇的“呼降吸升”运气调息法是怎么做的呢？这种运气调息法要求：呼吸时，要让呼气和吸气分别对应着任脉和督脉。呼气的时候，让气息沿着前胸任脉，从上面两乳间的膻中降到肚脐，也就是神阙穴，再降到肚脐下三寸关元穴，也就是下丹田位置。然后吸气，让气息沿着后背督脉的方向，从下向上，直到头顶百会穴。这也就是说，让呼吸的气息沿着任脉、督脉所构成的一个圆环进行流动，循环往复。张锡纯曾这样描述其神奇的效果：“盖通督脉可愈身后之病；通任脉可愈身前之病；督任皆通，元气流行，精神健旺，至此可以长生矣。"

要注意的是"呼降吸升"这个要点。这样不需要点按刺激任脉、督脉的穴位，只要让呼吸在任督二脉内按照圆相循环流动，即可疏通经络，使气血自然畅通、九窍渐开。有人会问：运气调息法是不是只养"精气神"中的气，那么精和神怎么养呢？其实精、气、神是三位一体、相互依存、一荣俱荣、一损俱损的。正如《类证治裁》（清代医家林佩琴编著）中所说："精化气，气化神。故精者身之本，气者神之主，形者神之宅也。"张锡纯本人专心习练这种运气调息法，原本 40 多岁就开始感觉逐渐衰弱的身体，在练习后日益康健，直到 70 多岁，精力、体力丝毫不减。他 73 岁时写了一篇《论医士当用静坐之功以悟哲学》的文章，倡导大众用静坐之功，配合"呼降吸升"运气调息法，达到"聪明顿开，哲学会悟""用药调方，随手奏效"的效果。

生命的延续，脏腑机能的运转，全靠气的流转。五脏之气，六腑之气，经络之气，筋肉之气……四肢百骸，全身上下，无不是气的运转在维持生命的活力。任何一项脏腑功能的实现，无不是气的升降出入的表现。凡人多气虚，有的运动员在高原进行高强度训练，但训练的也只是心肺功能，这叫呼吸之气，并非经络之气、脏腑之气、筋肉之气，与精神上的浩然正气、凛然之气也关系不大。呼吸之气只能强身健体而不能养生。许多优秀运动员的身体其实并不好，尤其是到了老年，不少人由于年轻时过度消耗而快速衰老。现代运动锻炼呼吸系统的主要目的是提高心肺功能。心肺功能为人体心脏泵血及肺部吸入氧气提供动力，直接影响全身器官及肌肉活动。现代人普遍认为人体全身均需依靠氧气，以燃烧体内储存的能量，让它们变成热能，而器官及肌肉得到热能才能活动。氧气由肺部吸入，所以肺部的容量大小及活动次数便很重要；而心脏则负责把氧气通过血液循环系统输送到各个器官及部位，故心脏跳动的强弱会影响血液的流量。

那么如何通过体育运动来锻炼和增强心肺功能呢？答案即有氧运动。科学家认为有氧运动可以增强心肺功能，有效预防心肺疾病的发生，而强度过大的运动，如举重，则对心肺功能没有促进作用。有氧运动还可以增强肌肉张力，减少精神紧张，消耗多余的热量。最普遍的有氧运动是跑步和骑单车，跑步或骑单车最好能保证每次连续半小时以上。有氧运动以动为主。西方文化注重快和进攻，东方文化则注重静和不争，文化的差异造成了东西方对运动的理解和关注重点有所不同。例如拳击是不停地跳着打，出拳越快越好，这和东方功夫有别。当代健身运动——瑜伽练习有时也很快，一组拜日式两分钟就做完了。而元修养功课里，一组拜日式可能要半小时，因为学人要充分体验每个体式带给身心的变化，静静感受牵拉中筋膜的打开，以气的运行为修养的基础。再如静坐法，修养时需要降低眼、耳、鼻、舌、身的感受力，降低心肺搏动频率，弱化意识活跃度，减少对外界的反应。这和以动、以快为主的现代健身运动区别很大，对呼吸功能的提高方式当然也不同。不过文化多元，只有相应不相应，道理讲明白了，要怎么做才有效、才适合自己，取决于各自的选择。

元修养不求快，只求先培根固本，这个根基就在运气调息。欲修运气，先要正身。行住坐卧务必先有意识地使脊椎正直无曲，头不可前俯后仰，两耳垂肩，鼻尖对脐，静坐和站桩时经常保持姿势中正，不能随意跌倾。身正则心正，心正则意正，意正则胆正，胆正则势正。《中庸·第一章》云："道也者，不可须臾离也；可离，非道也。"我们要知道，常人习惯了胸呼吸，即开胸吸气、合胸呼气的正态呼吸，也叫自然呼吸。运动员训练的也是正呼吸。负重、跑步、登山等高强度的体力训练，让人心跳加速、气喘吁吁、大汗淋漓的运动方式，从传统意义上说不是延年益寿之举。修养者要从胸式呼吸改为腹式呼吸，提高耐心、耐力，由腹式呼吸进入运气调息。

由脾胃运化而来的水谷精气和肺呼吸而来的天地清气混合在一起，就形成了我们胸中的宗气。宗气，在上如天，似星罗棋布，而人的元气在下，如坤土无边。宗气和元气融合，形成一身之气。一身之气融合生成后，又各自分布于脏腑，形成脏腑、经络之气。所以说我们的宗气，必须沿三焦下行交融于元气才算完成使命。而宗气的下行靠的是肺的肃降作用。什么主肺气的肃降呢？除了肺本身的功能，还有一个重要的因素，便是肾。

人的肾，有封藏之能。这个封藏之能的表现，除了固精射精，还有一个主要功能，就是纳气。肾气强，纳气有根，则肺的肃降之能才可以正常发挥。若肾气收纳无权，则肃降不及。因此呼吸不仅仅是心肺功能的事，还必须入腰入肾。只有肾发挥了纳气之功，肺气才能得以肃降，宗气才能得以下行，元气才能得以滋养，一身之气才能得以周流。一身之气周流正常，脏腑之气、筋气才会旺盛。入腰入肾需要修养腹式呼吸法。其实我国古代医家早就认识到腹式呼吸有独特的奇功，创造了“吐纳”“龟息”“气沉丹田”“胎息”等法。唐代名医孙思邈每天于黎明至正午之间行运气调息法，仰卧于床上，舒手展脚，两手握大拇指节，距身四五寸，两脚相距四五寸，数数叩齿饮唾液，然后引气从鼻入腹，吸足为止，待气闷方才从口中细细吐气，务使气尽，再从鼻孔细细引气入胸腹。这种运气吐故纳新法，使人神清气爽。明代冷谦在《修龄要旨》中写有养生十六字令：“一吸便提，气气归脐；一提便咽，水火相见。”这十六字秘诀，包含了提肛、咽津、腹吸三种功法。

《黄帝内经》说，肺司呼吸。肺司呼吸的意思是肺除了主呼吸之气，还会主一身之气。到底什么是一身之气？气是维持人体生命活动的最基本物质。它在宇宙中有两种形态：一种是由于细小、弥散、不停运动，难以直接察知的“无形气”；另一种是凝聚在一起，可见、可感的“有形气”。肺不断地吐故纳新，保证了人体的新陈代谢正常进行。周身之气都与肺司呼吸密切相关，包括宗气的生成、气机的调节、辅心行血三方面。先天的精气来自父母，存于肾；后天饮食中消化吸收之物质为水谷之气，存于脾胃。东方传统认为“人受气于谷”。这句话的意思是人体中的气来自食物，从脾胃中来，“谷入于胃，以传于肺”，人所吃的东西的精华上输于肺，再由肺将其传输到五脏六腑、四肢百骸，这样全身上下才有力气。

气有升、降、出、入四种动态，而且在不同脏腑中有不同的表现形式。脏腑中的气叫脏腑之气，至经脉内外分营、卫二气，营行脉中，卫在脉外。营、卫二气均是肠胃之水谷气产生的精华，由清气所化生，并同时达至心肺，经过心肺布散于全身而发挥其作用。有人问:“我喝一口热茶，立即就通体发热，并有出汗的感觉，是不是卫气不循常道可随时腾达于外的表现？”这不是卫气跑出来的表现，而是一种热能传播的现象。热茶还在胃里，但热能传出来了。饮食的气中以谷气为主宰，营气、卫气在血管里源于“谷气”。肺还有一个功能叫作“治节出焉”，治是治理，节是节气。例如有人在节气转换、阴天下雨的时候会骨节疼痛，或皮肤湿疹容易长在关节处，这种疾病就和节、气、候有关。人体的气跟温度、湿度等因素密切相关。肺气正常的人，体内的正常治理和调节都可以靠肺的肃降功能来完成。

肺部是生命里的虚空。婴儿出生大哭时，外界空气趁隙出入，肺部始用，从此有了呼吸。但平常人呼吸粗短而急浅，肺泡瘪小，周身并不能得到新鲜空气的充分滋养，更谈不上有养生之效。从健康方面来讲，肺部清净是预防外在邪气的基本条件；而从情绪方面来讲，肺部清净是稳定情绪、增长浩然正气的基本条件。情绪不稳定，首先破坏的是体内气脉的运行规律；气脉运行不畅，何谈正气浩然？从修养方面来讲，肺部清净是提升定力的基本条件，肺部清净可以帮助气脉顺畅。纯粹的调息法可以使得人意念清净、身心放松、心肺循环缓慢，自发显现出生命本有的能量和气场。

我们知道肺呼吸和心搏动是生命的核心动力，血液的运行是心与肺共同作用的结果。其中“心气”起着原动力的作用，而“肺气”起着辅助的作用。脉由心肺共主，一实一空，心主血，肺主气。人身的关键无非气血，故心肺是人身动力之源。

心肺以膈与其他脏腑隔离，两者组成上焦。清代名医王九峰说：“肺为华盖，司气化而主皮毛，譬如天之雨露不施，则万物不生；树之剥肤亡液，则枝叶必槁也。”因肺是身体的华盖，管气与皮毛，如果肺部不清净，则身体内万物不生，就如同把树的皮剥干净了，枝叶还能存活吗？肺热会伤津，津液不生的时候，肺不能很好地向全身输布津液，可能导致五脏的津液缺失，从而引起肢体的各种功能退化。

人怎样才能找回自己的能量场？答案是：哪里来的回到哪里去，从哪里衰败的就从哪里修正。生命力的强弱跟呼吸能量有直接的关系。人在幼小的时候，下腹是呼吸的核心部位。年龄越大，呼吸的核心位置越往上移。一般人到了中年时呼吸的核心点在胸部。随着年龄增长，呼吸的核心点继续往上到达喉咙附近，呼吸急促，常伴随胸闷气短。人死亡的那一刻，呼吸在咽喉处往返。许多年轻人严重缺乏运动，长期蜷伏在电脑前，二十几岁的人的呼吸如同老年人的一样。想要健康长寿，须掌握调息法，将呼吸部位不断下降。

常人的呼吸形式分为胸式呼吸和腹式呼吸两种。胸式呼吸是依靠肋间肌的收缩来带动胸廓，从而牵动肺部进行的呼吸；腹式呼吸指以膈肌的上下运动来扩大和缩小胸腔为主、以肋间肌运动为辅而进行的呼吸。两者相比而言，腹式呼吸弥补了胸式呼吸的缺陷。胸式呼吸时，肺活量小，肺组织利用率低，只有肺的上半部肺泡在工作，占全肺五分之四的中下肺叶的肺泡却处在休息状态。长年累月，中下肺叶长期废用，易使肺叶老化、弹性减退、呼吸功能差、肺活量下降，这样一来就满足不了各组织器官对氧的需求，影响机体的新陈代谢，使机体抵抗力下降。腹式呼吸好就好在呼吸时膈肌上下活动范围加大，胸腔容积得到最大范围的扩展和回缩，呼吸一次约为10至15秒钟，能吸入1000至1500毫升空气，最大程度地利用了肺组织，使中下肺叶的肺泡在换气中得到锻炼，改善了肺部的血液循环，从而防止了肺的纤维化，延缓了老化，使肺保持良好的弹性，同时也提高了肺活量，可使机体获得充足的氧，氧随血液运行而散布周身，能满足大脑对氧的需求，使人精力充沛。由于肺功能增强，免疫细胞对尘埃和病菌的吞噬和清除能力也会增强，能有效地预防多种肺部疾病的发生。

腹式呼吸分顺式和逆式两种方法。元修养用的是逆腹式呼吸法，指吸气时腹部自然内收，呼气时小腹自然外鼓；吸气时腹肌收缩，腹壁回缩或稍内凹，横膈肌随之收缩下降，使腹腔容积变小；呼气时腹肌放松，腹壁隆起，横膈肌上升还原，使腹腔容积变大。生理学上称这为变容呼吸。而顺腹式呼吸，生理学上称作等容呼吸。

初习者由于不得要领，在践行逆式呼吸法时，往往气沉不下去。这种情况下，不可急于求成，应先于静坐或站桩之时闭唇，舌抵上腭，用鼻呼吸，鼓动丹田，拉伸体内横膈膜，将吸入的新鲜空气在肺中过滤吸收，与从食物转化的营养之气汇合而形成真气，经过细胞传递和血液循环，而自然沉入丹田之中。逆腹式呼吸法在呼吸时改变腹腔容积，使腹腔改变的内容物不是吸入和呼出的空气，而是另外一种物质，这种物质叫“内气”，所以这个过程实质上是内气的升降、鼓荡。注意，我们呼气时腹肌要放松，腹壁要隆起。所谓“隆起”，主要是指意念，故此不要把呼吸法理解成“腹肌运动”。这样想就不符合内气升降以意领气的要求，难以入门。

用意不用力，呼吸逐渐用力减少、用意增加，从而达到运气目的。那么，什么是“气沉丹田”呢？它是内气升降的方法，即在修养过程中，随着身形开合，开吸合呼，呼气时意想有气沿任脉沉入丹田；吸气时，气经会阴上升至命门。气沉丹田一定不是死沉。有的女生不理解气沉丹田，被盲师误导死守下腹，结果导致月经失调或者闭经。气沉是一个活的行气过程，即随着呼气意想内气向丹田松沉的过程。有下沉必有上升，一沉一升在运化中得气。运气贵在全身得气，浑然一体。逆法运气的实质，是借助口鼻呼吸，以意念、身形为导引，以松来推动内气的升降、鼓荡。因此，窍门在松，只要一松，气就能通。所以修养时，修养者不能忘记松与行的结合，牢记气以直养而无害。

一旦得其要领，则行住坐卧时皆可修养。我们每时每刻都要呼吸，有一刻练一刻，有一时练一时，意念所到之处皆可习练，逐渐将运气作为本能。元修养运气法初习意念呼吸，即后天呼吸；再习丹田呼吸，即先天呼吸；最后习全体呼吸，即周天呼吸。元修养由粗入细，由细入微，由微入宏，直至绵绵若存、似有似无、若虚若实、勿忘勿助、若存若亡，最后感觉呼吸不从口鼻出入，而从全身八万四千毛孔出入，云蒸雾起，罩护周身，而进入通体舒泰安然之境界。会运气了，调息自然也会了。调息是配合修养的运功方式，要外动内静、心如止水、息外无心、心外无息，息调则心静，心定则神宁，神宁则心安，心安则清净，清净则无物，无物则气行，气行则绝象，绝象则觉明，觉明则性灵，性灵则神充，神充则精凝，精凝则气息已成、万象归根！

东方儒、释、道修行法，以及瑜伽和其他外道修行法，虽深浅各别，但实修下手处，皆不外乎呼吸。呼吸是沟通身体与意识的桥梁。西方科学也认为呼吸可以沟通明意识与潜意识。只不过东方修养对运气调息更加重视。元修养的调息法有调、闭、数、逆等修养法。古人模仿龟的呼吸，发明了吐纳、腹息、胎息等调息方法，这动中静、静中动的辩证思维和哲学思想是需要生命科学的不断摸索和实证的。

呼吸和人的思维息息相关，运气法可以影响到中枢神经。眼、耳、鼻、舌、身五根靠大脑的思维识别思考，然后需要通过意根来作用。例如想去除杂念，口鼻就需要减缓呼吸，因为牙、舌、鼻窦等部位的神经产生的生物电必然刺激大脑，使得杂念纷飞，所以要清净，必须退化这些“根”的行为带来的“识”的思想。当我们可以做到下腹均匀呼吸，一起一伏平稳绵长，口鼻的呼吸减缓了，全身的毛孔就会代偿，本能地去帮助呼吸，此时脑中杂念自然减少。

调息法并不是指口鼻吸进氧气、吐出二氧化碳的呼吸过程，而是如近现代道教领袖陈撄宁所说：“人未出生之时，一呼一吸生于母，既生之后，一呼一吸通于天。天人一气，联属流通，相吞相吐，如扯锯焉。天与之，我能取之，得其气，气盛而生也，天与之，天复取之，我失其气，气绝而死也。”可见调息不是交换氧气、二氧化碳等物质，而是沟通虚空、夺天地间造化万物的原始动力，返达婴儿处胎中之时的勃勃生机。是否能够达到“天人合一”的境界，决定着生命力的强弱。

和相对较容易掌握的腹息修养法相比，胎息修养可以帮助激发更强大的生命能量，可以说是调息法的最高境界，只不过常有人误解，觉得胎息是道家的修法。中国道教气功的重要著作《性命圭旨》中收录的达摩祖师《胎息经》云："胎从伏气中结，气从有胎中息，气入身中为之生，神去离形为之死。知神气可以长生，固守虚无，以养神气，神行则气行，神住则气住。若欲长生，神气相住。心不动念，无来无去，不出不入，自然常住，勤而行之，是真道路。"东方有圣人，西方亦有圣人，道门、禅门、瑜伽，此心同，此理同。

将气伏于脐下，守其神于身内，神气相合是胎息的关键。不要误以为胎息修养是什么神秘的东西，它只是比较奥妙的调息方法而已。胎息的目的在于身体的"推陈出新"，推陈就是排浊，出新就是生精。排浊是排出不利于健康的废气、瘀血、浓痰、寒湿、癌肿，生精则多表现在心静髓凉、内心平和、欢喜乐受。这种调息法不是人刻意去追求的，而是修养者修到一定阶段，自然而然地，毛孔呼吸加强，口鼻呼吸减弱，就出现了自然"胎息"。不过这是高层次的修养功夫，此处不做深入讨论。

和观想法不同，运气调息宜选户外，最好是天高云淡、风清气朗的时节，竹林清幽、花草茂密、溪水潺潺、清澈透明之处，此时或静坐或站桩或打拳，皆要敛情摄念、心无所思、目无所见、鼻无所嗅、耳无所闻、口无所言，任凭气由两足生，一灵常在息相随。此时不骄不躁，行也绵绵，坐也绵绵。绵绵者，不绝也。气贯乾顶，下沉坤田，出息微妙，入息妙微。站桩时，收项正身，提肛顺顶，含胸拔背，二目平视，口中默念"呵"字，将气呼尽，再以鼻吸气，用意念向下送至丹田。略停数秒，待气充分运化输布全身后，从鼻中微微呼出废气，呼尽为止。念"呵"字时不能出声，出声则损心气，此为元修养之“意呼吸”。

呼气绵绵下丹田，谓阖；吸气辟升入百会，谓开。上下相贯，谓龙虎相交。《易经》云：“一阖一辟谓之变，往来不穷谓之通。”呼气下贯丹田，吸气上通心脑，即为水火既济、阴阳和合。久习，则下腹气充而精凝，精凝则性灵，性灵则精气神具足，待息无呼吸之态时即为腹式呼吸。

回归中国人的本来面目

> 东方修养之所以复杂，是因为要夺那个宇宙本体生生不息的动能之“机”，这个机叫“气机”。它灵光一闪，稍纵即逝。抓住了它，人便可“同于造化”，与天地同呼吸，生命境界迥然不同。

不少人学习的调息，根本算不上“调息”，或者说是“调风”更合适。真正的息要吸满下腹，到气海位置，气海中充满的气会自动周身流通。我们身体中有营、卫二气，其中营气看不见摸不着，主要储存在气海。它不只是走经络，也走血管，管人体的营养，润泽五脏六腑。另外，腹息修炼吸入的氧气会远远高于正常情况，可用来调理内脏、医治头疼等疾病。

东方修养之所以复杂，是因为要夺那个宇宙本体生生不息的动能之“机”，这个机叫“气机”。它灵光一闪，稍纵即逝。抓住了它，人便可“同于造化”，与天地同呼吸，生命境界迥然不同，哪里仅仅是肌肉筋骨的变化？普通人从少年开始就不可避免地一年年衰老钝化，但一个修养得道的人，其精气神不同于常人。几千年来有修养的大德们，哪一个不是仙风道骨、神采飞扬？我们不妨用一颗平常心去正视东西方文化、人种、环境的差异，不图快，不炫耀，用智慧去对待真正和生命相应的修法。

全体呼吸是全身八万四千毛孔与天地之气交合，与茫茫宇宙融为一体，口鼻之处感受不到气息。此为最上乘之运气调息。修养时以意念在体内换气，关键是要先开窍，吸气从尾闾上升经命门，透夹脊，过玉枕而入百会，呼气从百会而下至喉舌，过膻中穴，达关元，为一循环。由脐向左，从小而大转动一周，至命门时由大而小复归脐中，贯通腰间带脉；再从下而上牵动左右冲脉、阴维、阳维、阴跷、阳跷等奇经八脉，由中达外，由外至中，归于无极。此为全体纵横运气调息法，亦称“体呼吸”。但此非初学者可以领悟，非有真传难入其道，非有恒心难达其境。能入无念无想之境，方能忘却呼吸，而周天布气，达于意在身外。初学者能做到腹式呼吸时，就能进入练气化神的暗劲阶段。如制心一处精进涨功，则一两年内即有长足进步。如俗事困扰时有间断，三天打鱼两天晒网，则只能落在嘴上。会初步运气的人，眼内神光如电。所谓电眼一看便知，眼能发电是人内功精湛、异于常人的表现。能晋级者，便达到了练神还虚的化劲阶段。这些晋级，其实无时间尺度，全凭各人悟性。明师一眼便能看出谁可晋级。以心行气，以气运身，气遍身躯不稍滞等功夫成就了，易筋、易骨、易髓等功夫自然也能成就。

所谓内气指的就是丹田气，丹田在人的肚脐后面、后腰前面那个部位。人人都有内气，但人出生之后，呼吸转为后天，先天气就沉睡了。所以，第一步就是唤醒它。要唤醒丹田气，初习者单独用肚脐的缩涨就可以，这也叫逆息法。如果感觉太慢就要后腰配合。为什么需要后腰配合？因为阻碍丹田气苏醒的就是后腰。绝大部分人的后腰是僵死的，就像一个盖子，把丹田气严严实实地盖在里面。只有揭去这个盖子，丹田气才能苏醒。因此要想运气调息的效果好，必须要活腰松腰。

易筋十八式里都是活腰动腰的动作，腰活的程度直接决定了丹田气苏醒的快慢。不过丹田气刚苏醒的时候，就像一个婴儿，干不了什么事。如何养大这个婴儿，就是所谓的秘传了。市面上有大师宣称把呼吸之气压进丹田，这真叫胡言乱语。呼吸之气是后天气，把它压进丹田，与先天气结合，不是胡闹是什么？就是这种所谓的气沉丹田法害得不少女性绝经。丹田气是先天气，平时无形无相，只有练功的时候，它才会自己起来，与呼吸没关系。要修养丹田气，靠的是采气、运气、调息、调心。这一点也不神秘。丹田需要的气是天地、日月、树木等自然的气，是先天自然之气。采的关键就是松。只要足够松，肚脐稍稍一收，刹那间自然之气就都归你了，没有身内身外的区别，所以松了就能采纳，松是采的关键。紧张、杂念纷呈、有所得心就不行。采到气的时候，人会有接通电源般的感觉。初修者要先从采树木花果之气开始，会了，就可以采日月的气。

那么如何做到松呢？就是要学会运气下行。只有气下去了，才会全体透空、无形无相。有人问为什么修养时常常会打嗝放屁。因为气血是身体的能量。气是身之能，血是身之量。修养时运气调气，气的运行能力提高，能快速推着血在身体里流动。气停则血停，气滞则血淤。气缓则成浊气，血缓则成瘀血。浊气和瘀血是身体的毒，占据了身体的空间，使得能量不能流通，再配合寒湿暑热，形成各种疾病。经络是气的通道，经络越通畅，则浊气、瘀血现象就越容易改善。

《道德经》云："知其雄，守其雌……知其白，守其黑。"水都是往低处走的，而这也暗示了练内气的要诀。身体透空的时候，一方面可以采气，另一方面，身体面对任何外力都会自然地有布气反应。这不是练出来的，而是气的自然反应。修养者会发现，自己的状态有起伏，有的时候力量大，有的时候力量小。这股力量是修养者外形绝对不动、肌肉绝对不加力的情况下产生的，是内气的小苗头。学人输布内气时，外人若使拙劲一推，自己的脚立刻先离了地，就像撞墙上了一般。松得越好，效果越明显。其实学人是感受不到自己发力的，所谓“一羽不能加、蝇虫不能落”就是这个状态。这很难吗？难者不会，会者不难，靠身体条件加悟性。一个人放下的越多，他的进步空间就越大。要知道活人的活是活泼、活力、活气，有先天气才能神气活现。

修养运气调息法时会产生什么弊病呢？我们已经知道了调息的重要性，但有些人性子急躁，想要速成。在情绪不稳定或者身体僵硬、气血不畅通时，神经和肌肉都是紧张的。在身体没放松的状态下，人为去调息容易引起气病。心神不宁时，一定要先稳定身心，等柔软放松下来，再进行修炼。如果感觉紧张就不要调息。守风则散，守喘则结，守气则劳，守息则定。

对于一些敏感的人来说，发脾气时，导火索一下被点燃，一股气由下而上被提升至身体的上半身，流经心脏，心跳加速；流经手臂，有些人会不自觉地发抖，手掌发麻，或者心胸疼痛。这都是能量外发的表象。运气调息法对于对治情绪问题也有很大帮助。情绪垃圾在人体内部分为气体和液体两种形式。气体形式的情绪垃圾有时会以打嗝或者放屁的形式直接排出。有些气体情绪垃圾会随着怒气往上冲而积存在头顶。液体情绪垃圾也会自然排泄，比较常见的是右手的小水泡，即用水来承载无形的情绪垃圾。可以利用运气的甩手法或观想排除这些长期积累的垃圾。

人体的气的运行方向是左进右出。少数对气场很敏感且情绪常变化的人，可以运气观想发动涌泉穴。不少人能感觉到有气体不断地从右脚排出去。在情绪平稳时，运气调息对于帮助人纾解和排除情绪垃圾是极为有效的。通常情况下，气会从气血较高的人、气场干净的人身上往气血较低的、气场混乱的人身上流动，因此清净的人容易被人污染，故修养者需要学会自我保护。情绪垃圾堆积严重的人，喜欢找清净的人倾诉，因为在不知不觉间，倾诉的人会感觉到自己排空了、舒服了。遇到这种情况，建议学人多吐气甩手，将有形无形的垃圾一并去除，然而最终的解决之道是自己在日常修养中提高定力，提高敏锐度。定力越高的人越不容易受到外界的影响。液体情绪垃圾除了可能会从右手排出，也可能存储在肝胆的经络中，随着经络中气和体液的流动，有一部分回流到膀胱经，积存在肝俞穴上，形成肝俞穴上的疙瘩凸起。肝俞穴上的情绪垃圾堆积过多时，由于重力因素不断向下流动，而堆积在膀胱俞穴一段的膀胱经上，造成后腰肌肉出现一边高一边低的现象。因此，松腰活腰的修养是必不可少的。

你在抗拒什么的同时，也在赋予其力量，它会变得更加强大。与其抗拒，不如接纳。当人情绪激烈时，能量场会呈针刺状，敏感的人会立刻被扎伤，或者立刻感受到小腹胀满气体，变得紧绷。情绪化会制造涟漪般层层扩散的障碍，对自己和他人造成伤害。因此减少影响的方法便是增强自身的能量场。

《黄帝内经》云："黄帝曰：'人发杀机，天地反覆，何也？'广成子曰：'人发杀机者，去六欲七情，静则静于情意，动则动于神机。内用神炁，上下相合，守于神者，阳炁也。头圆象天，足方象地，天地反覆乃阴阳升降，人之反覆，呼吸彻于蒂耳。一吸天炁下降，一呼地炁上升，吸者天炁，呼者地炁，我之真炁相接也。人能下运地炁至天上，故曰人发杀机，天地反覆也。'"

这种运气功夫在元修养里叫天地阴阳翻。静坐站桩是静态运气调息，天地阴阳翻是动态运气调息，也是动中静的修养，能有效帮助人提高正气、清净内心。修养的时候，吸气下蹲，全身塌缩，天气下降，地气上升，自己的真炁接天地之气，合而流转；展身呼气，地气降，天气升，自身融于天地中，有开天辟地之势，杀机现！“人能下运地炁至天上”(《黄帝内经》)，如何运？就是抬头吸气面微仰。《庄子·刻意》云:“吹响呼吸，吐故纳新，熊经鸟申，为寿而已矣。”这里的两大秘诀就是“吹响呼吸”与“熊经鸟申”。

“鸟申”是抬头吸气面微仰的运气法。鸟平时都是缩着脖子的。海鸥抬头是从喉头，拉任脉，把气血抽上去，也就是吸气。抬头吸气，可以让人精神一振。俗话说“倒吸一口凉气”，“倒”字非常贴切。吸气是从脚面开始的。吸气时感觉是凉的，整个任脉，从脚面、小腿、大腿、头、鼻孔到眼睛都是凉的。“鸟申”的关键在喉头，降喉，也就是把任脉、督脉连通了。鸟的脖子平时都是弯曲的、缩着的。降喉，相当于把任脉绷紧，然后一抬头，脚底之浊气全部被拉上来，周身一片清凉，督脉之气自然下降，周身一片温暖，至此运气就完成了。这个要领在头，要抬头吸气面微仰，仿佛前面盖着一张网，以脸为起点，往上提，气聚口鼻，地之气就沿任脉被抽上来了，天之气沿督脉往下降，同时小腹往上翻，合着脚下抽上来的气往上走；到鼻，随着鼻吸气，从脑后往下走脊柱下行，感觉仿佛是脖子后面在吸，脖子和后脑交界点在吸，进而自行周流不息。吸至不能再吸时，再一停顿——“定”，也就是常说的五蕴皆空。这时会感觉到仿佛有很多很小的泡泡，从身体里连成线、连成片地往上冒，像倒啤酒时出现的啤酒泡一样，酒里的泡泡从鼻孔出去，呼气在不知不觉中完成，接着再吸。

气息绵绵若存，意气行如云烟，周流不息，最后周身云腾雾起，这就是“全体呼吸”，也叫“婴儿桩”，是动态的运气修养。这种看似简单的运气路线很特别，当练通了鼻子到脊椎这条路后，会感觉好像鼻子就是脊椎的顶点。吸气就是从鼻子这个顶点，将气吸入整条脊椎，吸到丹田，并且脊椎会随着呼吸微微地伸缩。对于初学者来说，千万别去学那些复杂奇特的运气路线。

松腰，启于“鸟申”，成于“鸟申”。那什么是“熊经”？熊形，搅海。“海”是指下腹部、骨盆、腰、小腹，包括大腿根，将它们当成一个水缸，左右摇晃。易筋十八式里就有“熊经”和“鸟申”，晃一会儿“熊经”，命门就会发热。练“熊经鸟申”，要点是必须慢。我们看太极十三式的步伐，进、退、顾、盼、定，都是“熊经”。前后左右晃荡，就叫“熊经”。如何晃？左右两脚分开，左脚到右脚之间，分五个点，人的重心在二、四两个点上来回晃，犹若钟摆摆动。人的胸腹腰胯就是一个钟身，钟锤在人身中脉，配合步伐，钟锤前后左右晃荡，撞钟身发声。因此太极功夫发劲都很雄浑，如洪钟，声波滚滚，似锤，开石裂金。所以看似柔若无物的太极必须有雄厚的内劲支撑，这样才有熊的气势。熊不仅极刚，也极柔，而刚柔相济乃太极之道。钟口在腰胯，撞钟口发音波，就是“熊经”的晃水缸，起水波。八卦掌是内家功夫集大成者。八卦掌的转掌，劲气走螺旋，也是合了横竖两劲——“熊经”和“鸟申”，恰似飞禽和走兽相合。

第十五讲

行功：一举一动都是修行

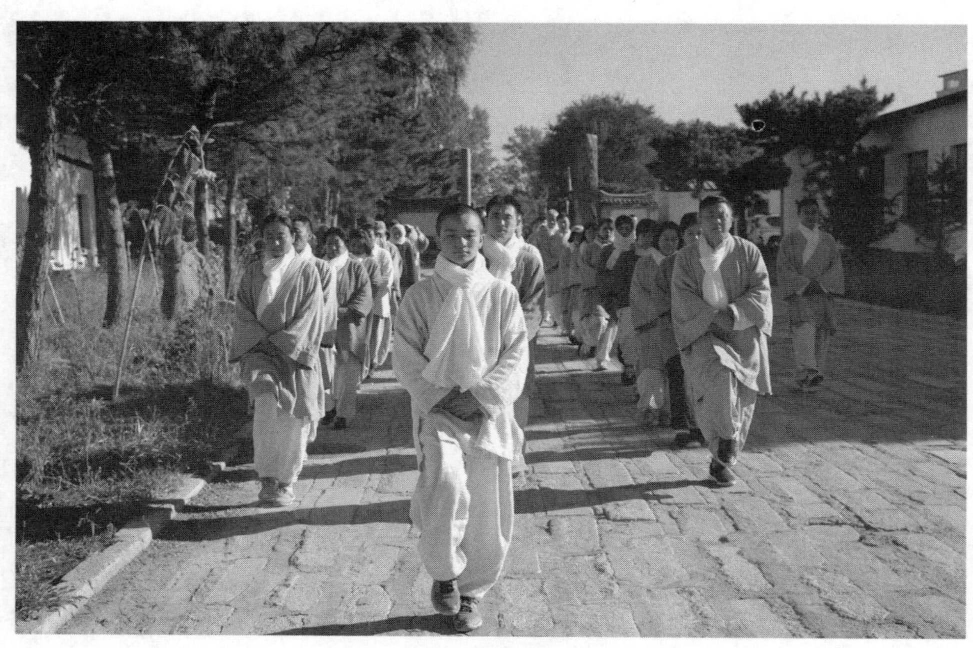

行功

从末梢练起

元修养要炼的是“整劲”。整，就是不仅是肌肉，每个末梢、每个细胞都参与才叫整。

何为末梢？血、肉、筋、骨之末端曰梢。发为血梢，指为筋梢，牙为骨梢，舌为肉梢。四梢参与发力，则常态立即猝变。血梢，是在修养时竖发冲冠、血轮速转，毛发虽微，然威力自现；肉梢，是修养时舌卷气降、肉坚比铁、心神勇敢，一舌之威，虽山易撼；筋梢，是虎指鹰爪，学人以指为锋，手攫足踏，气力兼雄，指力所及，摧枯拉朽；骨梢，是修养时有勇在骨，切齿则发，眦裂目突，令人恍惚。四梢整齐，舌若摧齿，牙若断筋，指欲透骨，发若冲冠，会心一啸，天地共振。内气自丹田生，翩若游龙，气发随声，声随手发，手随声落。一枝动百枝摇，四梢无不齐，内劲无不整出。

不出整劲的运动方式，只是局部运动，不是元修养功法。说到元修养的行功，有许多人误解，认为行功就是爬山或徒步。其实这个区别在心不在身。行时，修养者要制心一处，心无旁骛，而一般的爬山、徒步等运动可以一边观景拍照，一边聊天。行功当然也不像散步一样散漫，不像竞走、跑步一样肌肉紧张。行是返归天、地、人合一的修养过程。什么是返归天、地、人合一？那是人与万物之间最原始的生命态。

行功有慢行和快行，通常修养是快慢交替，而快行和武术界的轻功相似，但两者也有不同。我们不要误以为轻功就是飞来飞去，所谓“浮空术”是魔术，并不是真正的轻功。现实中和“轻功”效果最相近的是跑酷，但是跑酷者一般需要勘测地形和丈量距离，且多为蹬墙一两脚，再落地打滚缓冲。轻功与现代体育运动中的跳高、跳远形式相近而实质不同。现代的跳高、跳远，在起跳之前，一定要先奔跑蓄势，奋力跳跃，猛起猛落，落地沉重，如石下坠。而轻功不需要奔跑蓄势，只需两足一蹬，即可起高和跃远，其起如飞燕掠空，其落如蜻蜓点水，着瓦不响，落地无声。可见功夫和运动不同，就在于它有“轻”和“稳”的特点，而能“轻”和“稳”，全赖内劲。人体受重力影响，以一般人的体质很难升墙上屋，就是从屋顶下坠也难免折骨断筋。故人要对抗重力，内劲中就要有一种浮劲。故而练轻功，是以跏趺坐运气为首，练到能将气自由提起与沉着，则身轻如羽。这才是真实的功夫。

这种修养法和武术也不同。行功是凌波微步，实乃驭气之道。轻功，乃指弹跳能力高，借助反弹之力向上蹿纵。一般的轻功实乃蹿纵之术。轻功上乘者，配合了一定的提气技巧，跑得很快，跳得很高很远。而凌波微步之奥妙则在于可驭气，两足如飞腾般行走，似凌虚而行。修养者内外功夫到了，能随时了解当时当地的地气性质，从而发出与之性质相同之外气，同性相互排斥，故身体能如飞一般地飘移。

依古人之言，这种快行的修炼方法有两个阶段。

（1）初级外炼法，在泥地上挖一深圆坑，底下铺一层厚沙。每天跳跃，随着功夫增加，坑亦逐渐挖深，直至超过头部一尺深为止。还有人用铅制成瓦的形状，内一面略为凹进，如半圆形，与腿形相吻合。一般从四两起，逐渐增为半斤、一斤、二斤半，到三斤半为止，每天绑着铅瓦跑步。铅瓦要用死铅，制作时先将铅放入火中烧红，再放入猪血中淬之，并浸泡三天。如此再烧、再浸泡，总七次，再埋入土中七七四十九天，即可除其“火毒”，然后按练功者小腿外形制成轻重不等的铅瓦备用。从晨起至睡觉前，一刻不离。日常行走、早晚奔跑纵跳，除了睡觉，铅瓦从不离腿。每隔一月松绑取下三日，以适应及平衡身体。如此则人可逐渐与猿猴追逐，到此，轻功初成。

（2）涨功内练法，配合任督运气调息法，长此以往，则可察知当时当地地气的性质并能发出强大的外气与之相应，身体产生反力，随时随地、随心所欲地驭气行走。

近代科学家认为宇宙中的一切有机体和无机物有同样的基本构成元素。从化学元素角度讲，组成人体的主要元素有氢、氧、氮、磷、钾、钠、钙、镁等，这些都可以在自然界的非有机体中找到，如水、空气中的氮气、硫化氢、磷酸钙、氯化钠等。如果这些元素的原子用更复杂的方式彼此连接，就可以形成有机生物体所需要的复杂分子。这也就是说，在适当的条件下，原始非有机生物体的分子可以转化成有机生物体。我们再从有机生物体本身来看，无论是低等生物还是高等生物，其蛋白质和为这些蛋白质编码的基因都是一脉相承的，可以说，地球上所有生物的物质属性相同，都是由磷脂组成细胞膜；由脱氧核糖核酸来遗传；由 4 种核苷酸组成 DNA；由同样 20 种氨基酸组成蛋白质；由三磷酸腺苷作为“能量通货”；都用葡萄糖作为主要物质燃料分子……这也就是说，一切生物都是一家人，万物一体。“人”

不仅和其他生物、微生物同源，也和矿物、星球同本。生命态不过是不同能源集合体、不同能量组合包的表现形式。

西方科学认为原子是宇宙万物的“一”，是有机、无机生物的始态，这一点和东方“天地人合一”的概念是不同的。元修养学人要明白，宇宙万物的最原始态是“空”，“空”是生生不息，故而不是没有，也不是“合一”，是非一非二、非有非无。

正身行走，主动地生活

行功的每一步都是起点，每一步都是净土。于正身行走中可回归生命的本来面目。这种安然专心的行走，好像婴儿时的蹒跚学步。

凌波微步是修养者达到了“天地人合一”的虚空态。其实即使没有返归到“天地人合一”的虚空态，一切生命体本质上也都是齐物的。人人皆有自觉性，区别在于心有没有外驰，有没有被欲望、痴心、妄想、执着挡住了敏悟的通道。契合了就是觉悟了，没有契合便是障碍还在，尚需以修养来清除障碍。

从生命细胞的角度讲，一滴血、一根头发都可以克隆和复制出生命，这说明生命是全息的。可问题在于如何解码我们的生命呢？当然要从自身入手，这就是修养。常有人认为“合一”时，“自我”消失了，这就是“无我”。当然，这也是误解。“无我”是连“自我”消失的感觉也没有。凡有境界在、有感觉在、有现象在，就都还在“一”这个层次。元修养的次第是先专心“合一”，但“合一”还是不究竟，最终是无我、无人、无众生、无寿者，也就是活在当下。

如何修至“合一”呢？就行功而言，学人行时心无旁骛，很快会感觉后背发热，乃至全身毛孔打开。行的过程中，注意力集中在下丹田，这里是天地人合一的交融点。天之气通过头顶，也就是顶窍进入身体，再循督脉而下，过颈、胸，到达腰；地之气则通过涌泉进入身体，在脚掌形成螺旋形气团，随着学人行走，循上穿膝，经盆腔过滤后，于腰部和天之气汇合。不过在腰部汇合不代表合一，就像坐在同一个房间里的两个人，彼此未必有连接，唯有通过运气才可以合一。元修养学人可以通过腹式逆呼吸法融合三股不同的气流。

西方的运动方式，如跑步、竞走、徒步等运动，其多作用于肌肉与心肺。虽然运动的地方往往风景优美、空气清新，但这和修养是两回事。运动强调通过心跳、呼吸加快以增强心肺功能和肌体耐受能力，而元修养过程中，即便强度很大，但越稳定的学人，随着强度的增加，心跳、呼吸越平稳。这是什么道理呢？心肺就好像血和气的压力泵。西方运动是通过提高压力泵的运作频率，来满足剧烈运动时身体供血、供氧的需要，而元修养则是通过改变压力泵的能量级别，保证身体的气血平衡。

修养之际，学人忘乎所以，没有时空上特定的目的和方向，没有什么目的，也没有什么目的地，每一步每一刻都平和喜乐，都清净无念。现代人生活繁忙，如果能通过行功让自己先有意识地慢下来、静下来，最后达到无意识的身心放松，焦虑与紧张将在行功中得以释放。负荷压力的生命，会持续不安，不仅烦恼时不安，高兴时也不安，因为高兴的同时人会担心这种高兴的持续性，并因此失掉生命原本的泰然。生命本应是无所从来、亦无所去的。故此，修养必须是无忧无虑的。行功的每一步都是起点，每一步都是净土，行时观想自己步步生莲，轻盈起落间，生命之莲在悄然盛开。于正身行走中回归生命的本来面目，这种安然专心的走路，好像婴儿的蹒跚学步。

元修养的行正是要让修养者回到婴儿一般的专心行路中。婴儿很少动手，最爱动腿。动腿本是生命活力旺盛的最初表现。再看老年人，人老先老腿，人的衰老是从两腿麻木、膝盖酸软开始的。如果行时步伐轻盈、悄无声息、提气行走，每一步里便含摄着华妙庄严，含摄着“天地人合一”的圆融。“天地人合一”是指学人与环境、气场之间的关系。物我合一指的是学人自身的细胞、器官、心态、气血、气脉和环境之间的内外交融，是合内外之道。如果物我无法合一，则谈不上身心合一的静心、放松、修炼、转化。如果修养时能体悟契合“天地人合一”，则学人和太极能量场便能呼应。

元修养是一种健康的生活方式，其每一种修养法都可以于行住坐卧中运用。它不是离开日常生活、开启另一种生活方式的云端理想。修养中的行住坐卧和平常人散漫的行住坐卧不同，是时刻保持高度觉知和观照的元生活。有人“终日吃饭，未曾咬着一粒米；终日行路，未曾踏着一片地”（南宋《古尊宿语录》），也有人“终日说事，未曾挂着唇齿，未曾道着一字；终日着衣吃饭，未曾触着一粒米，挂着一缕丝”（《古尊宿语录》）。这是禅宗破关后的境界，好像都是悖论，实证实修时却能深刻体会到其中的智慧。

现实世界中的一切无非都是“相”，我们就生活在一个“相”世界里。衣食住行在“相”里，行住坐卧还是在“相”里。离开了“相”，谁也无法生存。然而，与普通人散漫盲目地“被生活”不同，修养者是主动生活的人，是能带动自己生活的人。尽管修养者仍生活在“相”中，却不着任何“相”或不立任何“相”，道在日用而不自知。缘来则应曰“亲”，缘去不留曰“疏”，亲疏不二曰“自在”。有所成的修养者不会终日困于“相”中为“疏”而伤感、烦恼、哀怨、无法自拔，为“亲”而喜悦、雀跃、高兴、激动。修养时要破除一切“相”，此为“不立”，又不离一切“相”，此为“无住”。

大街上的行人，有几人能正身行走呢？大部分人不是驼背就是前倾，不是塌腰就是高低肩。元修养从行住坐卧开始修养，行是动功第一，行时坦坦荡荡地走便可，头略低，微低眼，眼视前方一步外，不要向两旁看。慢行时提脚落脚均匀如钟摆，快行时则大步流星，尽量将手臂大幅摆动起来。无论慢行快行，行时都要头正眼正，不要放逸，莫存妄想。行住坐卧里，行是动功，是活泼泼的，身在动而念须静，于这一动一静之间，逐渐观照到本来面目。正所谓“一念不生全体现，六根才动被云遮”。不过元修养里的动功不是运动的“动”，而是动也无碍的“动”，因为“本来面目”从来都没有动过呀！

元修养的一切修养法，要求修养时能有效地觉知。有觉知的运气调息不同于无觉知的自然呼吸。学人要自主观察呼吸的长短、深浅、缓急等。生命体如果无法觉知呼吸就谈不上身心和谐。行功本是特别优美的，步步微风起，念念莲花生。行时，脚下的微风能吹去烦恼，心中升起的正念为生命带来喜悦与宁静。行是生命的常态。动物世界中，大到鲸、象，小如草履虫、变形虫等单细胞动物，包括我们自己体内的细胞，皆处于不断的运动中，通过运动主动地、有目的地迅速改变生存的空间位置，提高适应各种环境变化的能力，保持生命的活力。“行”和“动”是最常见的生命态。现代人因为久坐懒动，违背了生命的自然规律，以至于细胞老化、脊背变形。有人不理解，认为静坐也是久坐。如果静坐仅仅是坐，那么和久坐的危害是相同的。如果配合元修养的运气调息，配合归元止观，配合莲花导引等法，则不仅久坐无害，更能养生养心。故此，此坐非彼坐，有修养法配合的行住坐卧才是主动的、有觉知的生活。行功不是寻常走路，就像“静坐”不是随便坐着一样。初习者修炼“行”时，好比婴儿刚开始学习走路一样，平衡、专注、柔软、放松等都要学。修法本就有各种形式，坐有双盘、单盘、散盘、武功坐、骑鹤坐等。“行”从速度上讲有快行、慢行、不快不慢行、忽快忽慢行；从方向上讲有正行、逆行；从方法上讲有默行、颂行。默行大家很清楚，颂行是什么呢？也就是“行”前先念一声“起”，“起”在此处不读“qǐ”，而读“qiàn”，发的是“欠”音，这是声明法。其实无论用什么方式“行”，都可以守一不移，和宇宙能量场呼应。

元修养也有道家修养法的影子。《性命圭旨·亨集》中有关于行住坐卧等修法的描述，其中对“行功”的记载如下：“行亦能禅坐亦禅，圣可如斯凡不然。论人步履之间，不可趋奔太急，急则动息伤胎。必须安详缓慢而行，乃得气和心定，或往或来，时行时止，眼视于下，心藏于渊。”

由此可见，中国各种传统修养法是殊途同归的。元修养的一切修养法都基于生活，我们要在生活中修养，这是为了提高生命活力，而不仅仅是起健身作用。活力包括了身、心两部分。“活”是心活，“力”是气力。普通运动虽也要求运动者专注，但这和身心合一不同。合一重在心性的转化，而心性的转化是以气为桥梁的。因此，修养的每一时都须心无旁骛，每一念都须清清净净，每一个动作都需要每个细胞参与，不得有任何懈怠。元修养不仅和运动有别，和普通修行也不一样。普通修行时，人会盘紧腿，但上身多是松的。如果大脑意识还不停，那打坐不过就是局部训练，也就是腿脚的柔软性可能会提高，对其他方面的影响都不大。

一切动态的行为皆可视为行功

行功是最方便的生活修养法。没有比日常生活更大的道场，也没有比进退之间更方便的修行了。

行功是最方便的生活修养法。除了病人，哪有人能在生活中不行呢？有些修者行功时会数呼吸。我们已经介绍过数息了，静坐时数息是转化杂念的一种方便法。行功的数息法不是数呼吸，而是通过数步伐来转化杂念，也就是说在一次呼吸之间计算共走几步来估算自己呼吸的长度，觉知每一次出息自己走了几步，每一次入息又走了几步。学人行时千万不要想着去掌控自己的呼吸，而是顺其自然。

古时有种功夫叫“般舟三昧”，是行功成就的境界。行功修成者和其他修法成就者一样，能“见”虚空广大，能“闻”天籁之音遍及十方。不过此法属于特别激烈的修法，常人是承受不起的。何为“般舟三昧”？学人通常要先定下克期取证的专修日期，有二十一日、四十九日、九十日、百日等不同时间，专修期间不间断行，几乎一日感觉死了千百回，但累了也不能睡，必须行下去，所以又叫“常行三昧”。修“般舟三昧”法的，是发了大愿心、大愤心、大无畏心、大勇猛心的人。我们只需要知道古人是如何勇猛精进的即可，不要轻易尝试。

“般舟三昧”如何修呢？修者通常会先从经行一日或者坐禅一日开始。如果感觉不具备忍辱精神，没恒心、没大愿，便行不起来。修行“般舟三昧”法的人会先在闭关的地方吊好多条绳子，堂内没有凳子、没有椅子、没有床铺，什么都没有。修时也几乎不吃东西，一天到晚地行，有时慢，有时快。行到忍无可忍时，拉着绳子边爬边走，即使半个身子挂在绳子上，也不躺下。所以有的祖师就把自己绑在绳子上，以免控制不住躺在地上。可想而知修这个法有多难，不是扒层皮的问题，而是把筋骨重塑几遍。

一般一天下来，腿就肿胀得根本提不起来，拖也拖不动了，能坚持下去完全是依靠意念的力量，最后行至万缘俱灭、身心俱泯时，腿又几乎恢复原样。按古人所说，这时候人行如飞腾一般，身轻如燕，已感觉不到肉身的沉重。这些是“身无碍”的功夫。我们这里介绍“般舟三昧”不是供初习者体验的，毕竟能将生死置之度外者极少。从医道来说，猛药方可起沉疴。人类历史长河中，成就者向来都不走寻常路，多以向死求生的逆法修行成就。这些人必然是具足了无畏精神的大丈夫。如玄奘法师只身西行时，如果他只是抱着试试看的心态，恐怕走不了几步就会回头。想成就一件事不会是轻松的。许多现代人胆子小，见了真相会害怕，听闻深法也害怕，皮肉受苦更害怕，无论是感情、事业，还是家庭、健康，几乎没什么不怕的。怕什么？因为执假为真，怕失去。

成就乃大丈夫事，“制心一处，无事不办”（《遗教经》）。不“制心一处”，哪能真成就？就像战士出征时，若没有血染沙场、马革裹尸、置生死于度外的勇气，哪能打什么胜仗？修养就是敢于和自己内心的妄想、执着抗争。当可以藐视疼痛时，涨功就一日千里了。当然，修养必须在专业老师带领下进行，否则就是盲目修养。

元修养的行功是安全的，主要针对普通人走路姿势不正、精神不集中、身心不和谐的问题，男女老幼皆可修。行功初期，学人要转换散漫的心念，当杂念纷呈时，行会表现出摇摆不定的情况，所以需要运用使得心念“专一”起来的方法，但这种让心念“专一”的方法是人为的、强制性的。但凡真正有效的、持续不断发挥作用的力一定不是人为力、强制力，必是发自修者内心的无为自制，因为人在紧张的时候很容易气脉堵塞、滞气胀气。无论是紧张还是散漫，都是不利于修行的。

行功里还有一法叫“行脚”，注重人在山水之间的真实体悟。行脚并不一定必须走路，也不一定是独自一个人。行脚的目的或为证悟。达摩祖师来中国是“头陀行”。古印度的“头陀行”共有十二种戒，其中有一种规定，是不许在一地逗留超过两晚，以免产生留恋。他们用这种居无定所的修行生活培养“不依赖”感。历代大修行者大都是居无定所、行踪不定的。他们随缘而住、行无辙迹、动无彰记，这就是“行脚”。但这种生活方式很难规模化。其实一切重实修实证的修养法，都会重视行，不是坐而论道就可以理解真理的。行是磨砺人心、入世的修养方式。凡是重视知行合一的修养法，都会重视“行”。

我们要清楚，师未必是特定的“人”，一草一木、一言一行、社会万象、人情冷暖，处处皆可为师，故此，行功中的“行脚”更多时候指的是修养者不要局限在特定的场地，能走进人群中。在纷呈的乱相面前做到不乱于心就是功夫。只有在“行”中契合了一心不乱的定力，“行”才能不为境转，才不会变成游山玩水。因此，一切动态的行为皆可视为行功。

行功，是最方便的生活修法。没有比日常生活更大的道场，也没有比进退之间更方便的修行了。一个人，“行”还是“不行”，皆在于此，皆赖于此。

附录：易筋十八式图解

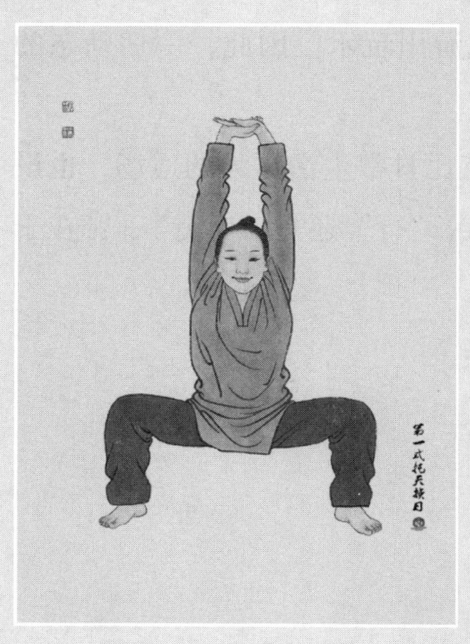

第一式　托天换日

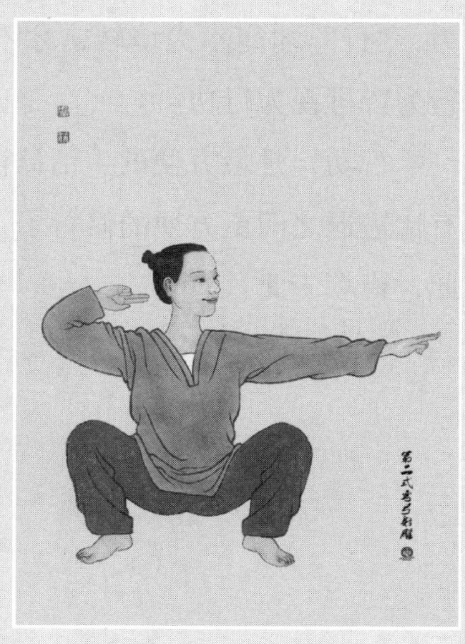

第二式　弯弓射雕

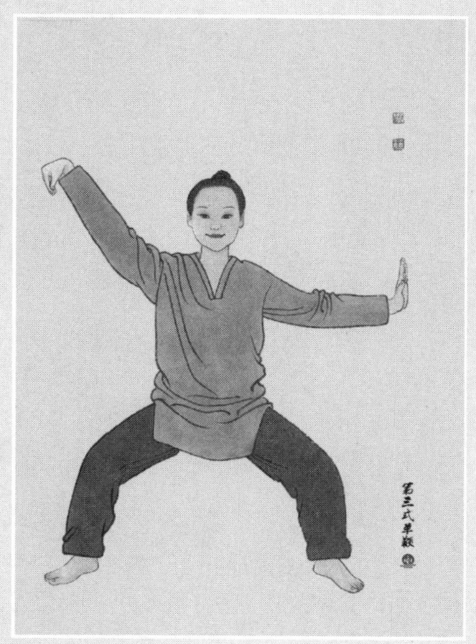

第三式　单鞭

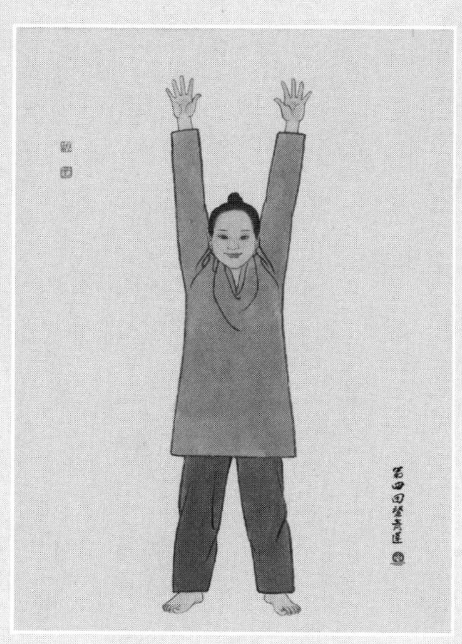

第四式　回望青莲

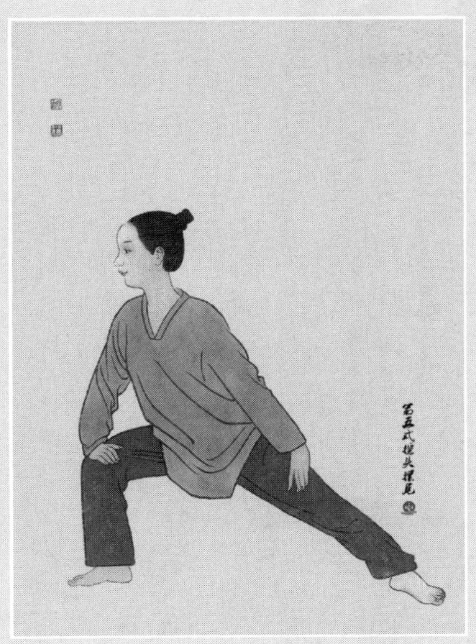

第五式　摇头摆尾

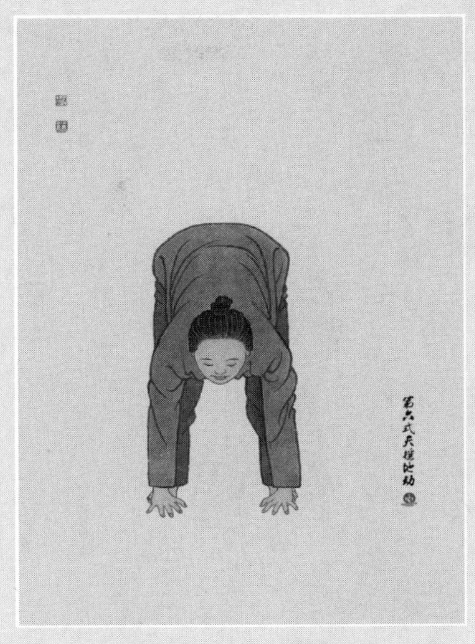

第六式　天摇地动

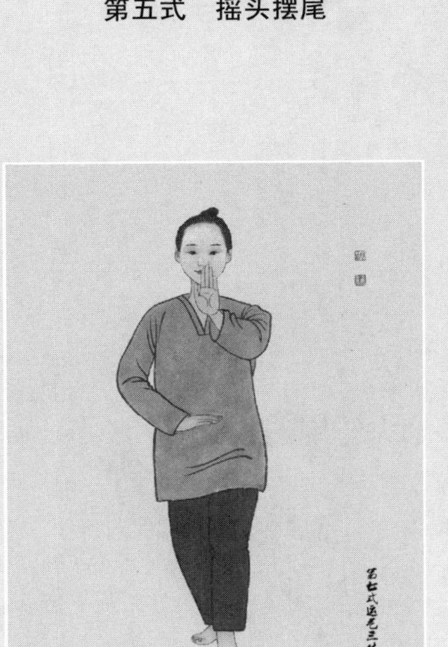

第七式　运气三体

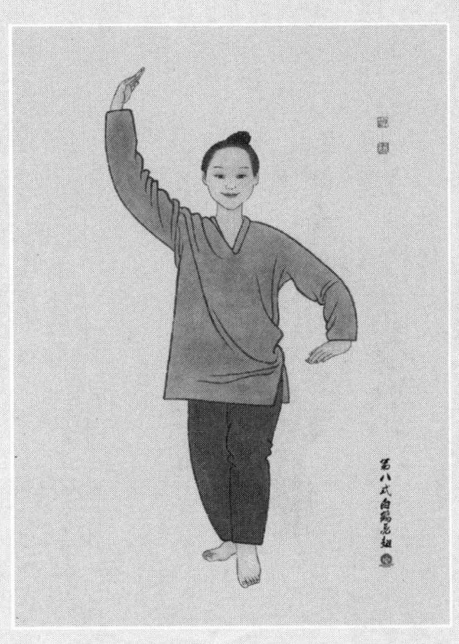

第八式　白鹤亮翅

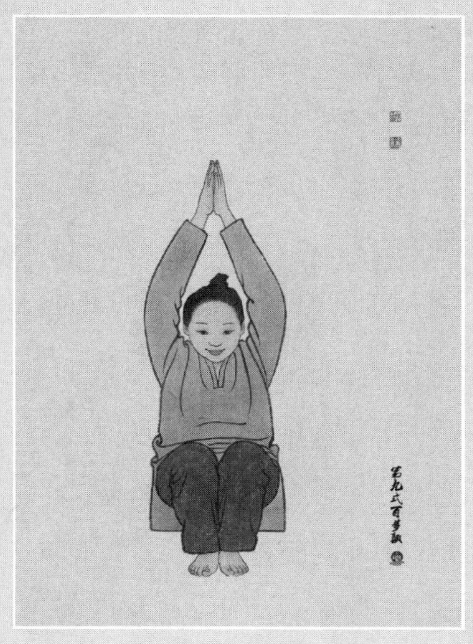

第九式　百步颠

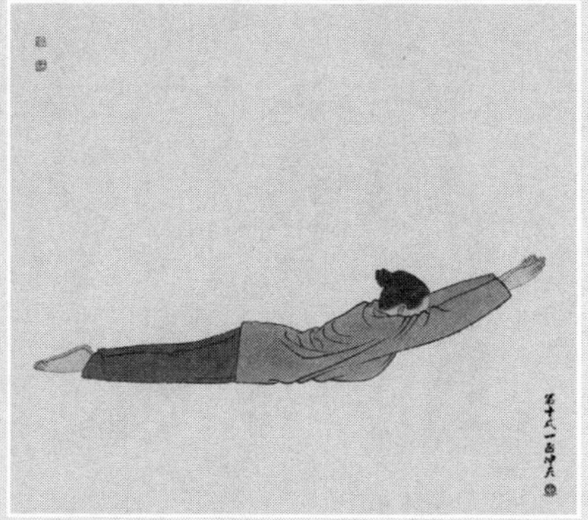

第十式　一飞冲天

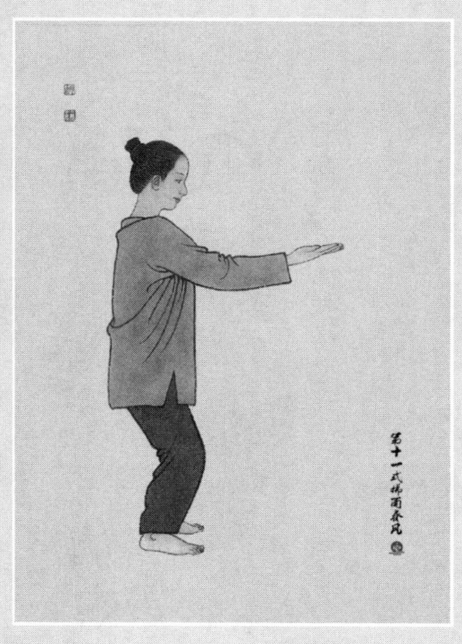

第十一式　拂面春风

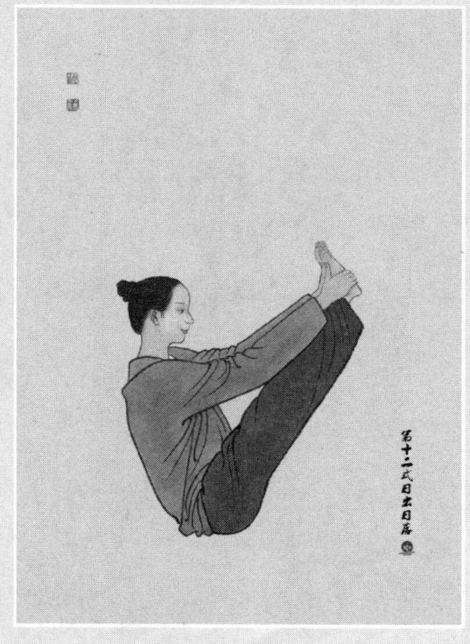

第十二式　日出日落

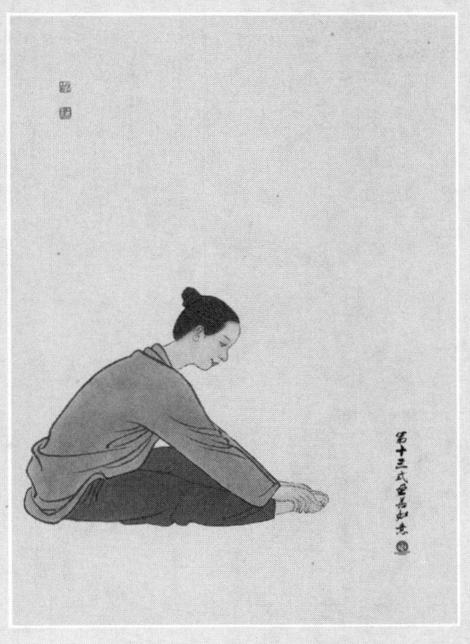

第十三式　至善如意

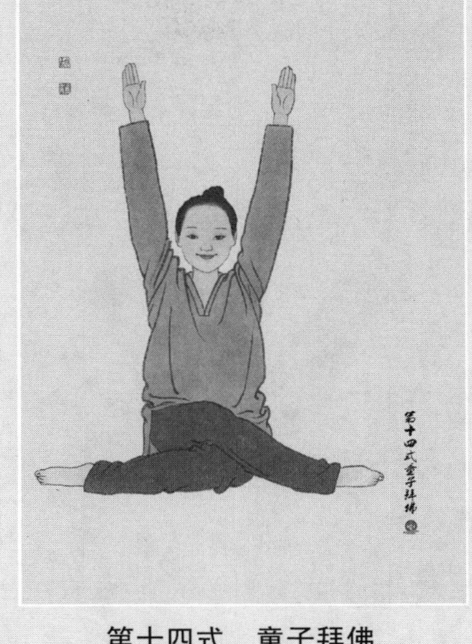

第十四式　童子拜佛

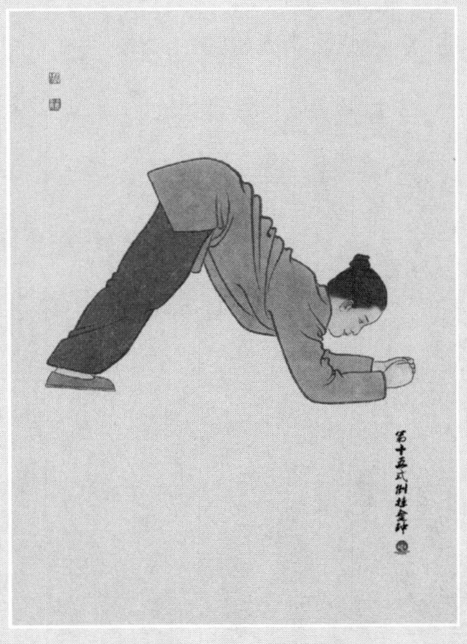

第十五式　倒挂金钟

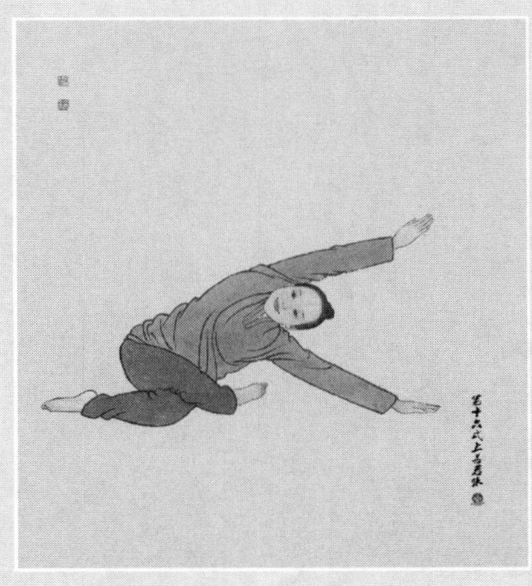

第十六式　上善若水

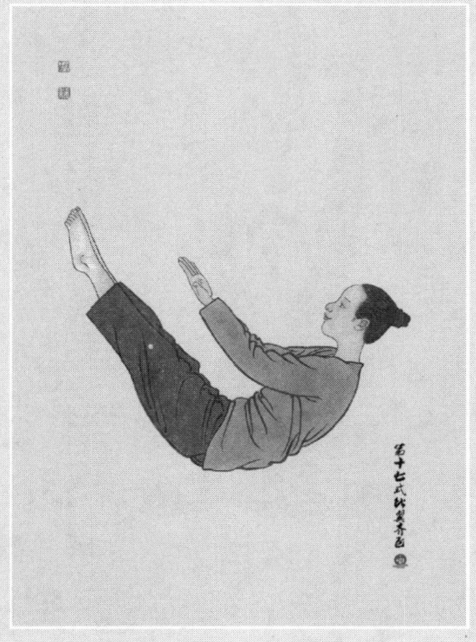

第十七式　比翼齐飞

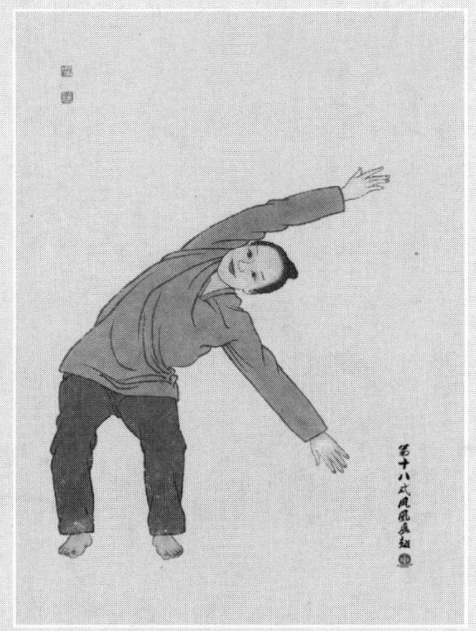

第十八式　凤凰展翅